死ぬときにはじめて気づく人生で大切なこと33

はじめに

やってられない！

そんなこと、ありませんか？

職場、配偶者、子供、親、その他の人々との関係。二十世紀の心理学者アドラーが言うように、「人間の悩みは、すべて対人関係の悩みである」のです。さすがに「すべて」は言いすぎかもしれませんが。

あるいは、気にかけねばならないこと、やらなければいけないこと、それらは生きている間中、間断なく訪れます。決断にもエネルギーが要ります。けれども時は待ってはくれません。

気がつけば、私たちは様々なものにがんじがらめになって生きています。やらねばならない日々の仕事や家事、勉強や、下さなくてはならない判断、それを前にして悩むことなどにも多くの時間を費やしています。

人と人との関係は、有事の際、「つながり」となってわが身を助けるかもしれません。一方で、気にかける人やものがあるという状態では、束縛された感じを覚えるものかもしれません。

なぜこんなに自由がないのだろうか？　私は何のために生きているのだろうか？　人のために為《な》している時間の長さに、嘆息する日もあるかもしれません。

しかしいつか、私たちは人生の終わりを迎えます。そのときに気づくことは数あれど、有事にならないと思い至らぬのもまた現実です。死ぬときに気づくことがあるのです。

私たちは、誰かや何かを失うことがあります。それは、生きていると頻繁に訪れます。けれども、縛られていたものを手放さざるを得なくなったとき、悲しみや切なさと同時に、過剰な執着や執心から解き放たれて、「自由になった」と感じることはないでしょうか。

皆さんは、普段まじめに生きている方々だと思います。

ただ、一生懸命頑張ったからといって、うまくいくわけではないこともご存じのはずです。

もちろん、頑張って頑張って成功する場合もあり、メディアは好んで報じますが、それは誰にも当てはまる例ではないでしょう。真似をしようと余計に頑張ってしまうことが、むしろより自分を追い詰めることにつながりかねません。

私は終末期医療に携わる医師をして来ました。

これまで、直接死亡確認をした患者さんの数は千人を超えます。終末期から亡くなるまで濃厚に時間をともにした患者さんの数は二千を超えて、もう数えていません。今も年間三百人の、非常に大変な状況の患者さんを拝見しています。亡くなる方もたくさんおられます。

人には個人差があります。誰にでも当てはまる普遍の法則はありません。

もう十分頑張ってきて、これ以上頑張らなくていい人が頑張る姿を、私は何度も何度も見て来ました。

それで幸せだったらいいのですが、しばしば不幸に陥って、なぜうまくいかないのかと悩まれるのです。

そして、メディアで報じられる成功者の姿を見て、嘆息するのです。なぜ、私はうまくいかないのか、と。

正直、うまくいかないのがデフォルトなのが人生です。

それを数千もの人生のひとときにご一緒した私は痛感しています。

そんな中でも、心の重荷をほどき、軽くなった身に「自由」をほんのりと感じることができれば。皆さんの心のつかえがちょっとでも軽くなりますように、それを願ってこの本は編まれます。

旅立たれた方たちがその前に気がつかれたことは、いったい何だったのでしょうか。

どうぞよろしくお願いいたします。

目次

思考編

人間関係編

写真：JP/amanaimages（撮影地：ファーム富田）

装幀：bookwall

社会編

1　運に向き合う

人はあっけないほどに死にます。一般的にいえば、若い人は年長者より断然死にません。それは統計上明らかです。

ただし、私が勤務している大病院では、重い病気の方も集まりますから、十、二十、三十代でも、あるいは十歳にさえ至らなくても、容赦なく人の命は失われます。

正直な話、今この本を読んでいる皆さんや私は、相当な果報者です。それは生きているからです。

しかし皆さんや私の年齢にまで達することができずに、死ぬ人がいるのです。

彼らに何か問題があったのでしょうか。

いいえ。

十代後半で亡くなったある女性は、ひたむきに生きることを実践していました。

がんで片足を失い、肺も何度も手術をしたにも拘《かかわ》らず、猛勉強をして難関大学にも合格、明るい未来が待っている同窓生と同じく――とはいきませんでした。大学一年の夏に彼女は身罷《みまか》りました。

彼女は何か悪いことをしたのでしょうか？　私よりも、悪いことはしていないと思います。

六十代の患者さんから尋ねられたことがあります。

「私は何がいけなかったのでしょうか？」

その方は長年義母の世話をし、不仲のご主人の介護をして、見送ってご自身の人生を満喫しようとしたら、末期がんが見つかってしまいました。

私は何も特殊な例を挙げているわけではありません。病院にいると、このような事例は山ほどあって、日常です。

私は病院と病院の外の世界を行ったり来たりしています。

毎日のように苦悩する人たちがやって来て、その中には亡くなってゆく人もいる病院という世界。芸能ゴシップが幅を利かせ、愚痴と退屈で日々が過ぎ、あまり変わり映えがしないようにも見える外。

どちらが現実かわからなくなります。これは研修医の頃からです。そしてたぶん、どちらも現実なのでしょう。

なぜ、人は死ぬのでしょうか？

がんになっても早期に発見されて助かる人もいれば、見つかったときに末期で助からない人もいます。早くに手術できたのに後にがんが再発する人もいれば、進行がんで何度も何度も手術を受けて最終的に助かった人もいます。

もちろん後付けでは、いろいろなことが言えます。「あの人は前向きだったから、がんに勝った」「弱音を吐けることが、がんと向き合うのに重要だ」など。

しかし、亡くなった彼らと生き残った彼らに、もちろん統計を取れば前向きならば生きやすい等の結果が出てもなお、それほど大きな違いがあったわけでもないと感じることは多いです。紙一重です。

後ろ向きでも、ひたすら後ろを向いたまま、長生きをした人もいました。誰よりも前向きで、けなげに頑張ろうとしたのにも拘らず、無情な短命の人もいました。

そもそも人の心身は、生まれ持った脳や遺伝子で形成されているという面が強いです。

結局、何なのでしょうか？

答えは運です。残念ながら、そうなる運だったと思うしかないことがたくさんあります。

それを個人の責任に帰するのは、あるいは前世や来世等の得体のしれないものに預けるのは、実に酷です。

生まれ持って与えられたものがなければ、いくら努力を重ねても、オリンピック選手にも、イチロー選手にも、天才物理学者にもなるのは非常に困難です。

けれども、まるでそれがタブーのように、スタート地点が人によってあまりに違うとは語られず、〝努力が大切〟という一般論が幅を利かせます。

一方で、自らの遺伝子が生み出した自身の環境ばかりではなく、外部の環境にも大きな影響を受けるのは確かです。

以前、出産時に取り違えられ、同じ遺伝子を持つ実の兄弟なのに、裕福な家庭に育てられた人が成功し、恵まれない家庭に育った人が厳しい生活を余儀なくされたことが報じられました。

外的な環境も内的な環境と同様に、スタート地点では選ぶことはできないのです。

その選ぶことのできない内的、外的な環境が相まって（特に前者の要因で）、早い段階で病を生成してしまい、短い一生を終えるということが現実にあるのです。

それでも相対的にいえば、日本はましなほうなのかもしれません。子供でも自爆テロの道具や、薬物漬けにされて残酷な兵士にする、という野蛮な社会は、まだまだ世界的に見れば存在しています。

そこではさらに思うようにならない人生でしょうし、それに違和感を覚えないまま、何も考えないまま、あるいは考えることさえ奪われたまま、短かったり、あるいは生活の質が劣悪な人生を終える場合だってあります。

そのような世界に生きる私たちにできることは、運が支配するこの世界の馬鹿馬鹿しさを受け止めることだと考えます。そして、結局変えられるのは己の思考と行動のみです。

運次第でいつ終わってもおかしくないこの残酷な世界、唯一無二のパートナーが、私たちの脳なのかもしれません。

何も知らなければ、知ったときの衝撃は甚大です。だから、「そういうものだ」とまず知ることが重要です。

いつか、何らかの人生の苦境を人は必ず迎えます。人の死亡率は一〇〇％だからです。必ず自らの死といつかは向き合うことになります。

そのとき、人生は厳しいことに思い当たるはずです。

だから事前に少しは覚悟しておいたほうがいいのだと思います。そしてそれを前提に、自らの人生を組み上げていけばいいのです。日々を楽しく生きることの大切さが、その中で真に浮かび上がってくるはずです。

それが死を考える一つの意味なのではないかと思います。

「いつ死んでもいい」とさえ思えるようならば、充実した生を送れているということになるのではないでしょうか。

2　何も残さなくていい

ある進行がん患者の三十代女性、山口さんは空虚さに苛《さいな》まれていました。外来で、堰《せき》を切ったように言葉と感情をあふれさせました。

「先生、私、何も残らなかったね。私の生きた痕跡は何も残らない」

私が考え込んでいると、彼女の話は川のように流れ、流れていくのでした。

山口さんのお父さんは山口さんが中学の頃に、お母さんは社会人になって亡くなったそうです。

彼女は様々な男性と出会いましたが、皆最後は離れていきました。他の女性を選んで結婚した男性もいました。

「両親のこともあってか、何だろうなあ、薄幸そうな印象が出ていてしまったのかもしれませんね、今から考えると」

返す言葉を私は見つけることができません。

「確かにね、今はいろいろな人生を許容する社会になっていると思うの。私の友達も、バリバリ働いている人もいれば、子だくさんの人もいる。ただ、それぞれ生きている証を残していると思うの。私はそんな実感がなかったかな……」

弱々しく彼女は笑いました。

「生命力の差って人にはあると思うのね。生きる力が強い人。私はきっとそうではないほうに入るんじゃないかな。大きな光を放って、たくさんの人に影響を与える人もいる。自分の子や孫を残して、命をつなぐ人もいる。私はまるでしゃぼん玉のよう。軒より高く上がってゆくように見えたけれども、音もなく消えるの……」

私はどう声をかけようかと迷いました。それを彼女は見逃しません。

「先生、どう言ったらいいか、困っているでしょう？　ちょっと眉間にしわが寄っているもの」

私は踏み込むことにしました。

「この世界にあまり残さず死んでいく……。そのほうがむしろ普通なのじゃないですか？」

「えっ⁉」不意を突かれたように彼女は驚きます。

「たとえ子や孫を残したとしても、何世代かすれば、きっと私たちは忘れ去られる。どんな偉大な人も亡くなれば、次第に人の話題に上ることはなくなる。私たちは激しい時の侵食にさらされている小石のようなものなのではないでしょうか」

「それだと、ちょっと虚しくありませんか？　だって、それだと、ほとんどの人が何も残さず死んでゆく、生きた痕跡はないってことだから……」

私の脳裏にある光景が浮かびました。私が拝見した八十代の独身女性が話してくれた光景です。私はそれを山口さんに伝えることにしました。

その八十代の女性は、人生は大木であると言いました。

——大木は若木から育ち、天に枝を伸ばします。たくさんの生き物が、大木を宿り木にします。大木は立ち続けます。

時を経て、大木は年老いていきます。枝は落ち、葉もなくなります。朽ちてゆく木は傷ついた樹皮をまといながら、立っています――。

私は山口さんに問いかけます。「朽ちゆく木の状況は本当に意味がないのでしょうか？」八十代の彼女は、微笑《ほほえ》んでいました。笑って、『大木なのよ』と。そこには後ろ向きの響きは一切ありませんでした」

「枯れ果てた木だと言っているのに？」と山口さんは聞いてきます。

「そうです。でも想像してみてください。その枯れようとしている木は、本当に悲しい木なのでしょうか？」

山口さんはしばらく考え込んでから答えました。「そんなことはないと思います……。ええ、きっと」

「八十代の彼女は、傷ついた老木に美しさを見たのだと思います。私も確かに、美しい木を見ました。老木は〝ただ生きた〟。別に何かを残そうとなんて思わなかった。けれども老木は何かを残しました。もちろん完全に枯れ果てれば、土に返り、しばらくすれば大木が立っていたことさえも忘れ去られるでしょう。けれども、最初から何もなかったわけではない。そこに痕跡は残らなくても、確かに木は生きたのです、私たちの目の前で」

彼女はうんうんと頷《うなず》きました。「問題は、痕跡にはない、ということね。姿に、でもない。この世界に、何も残らないことでもない……。私も先生もいつかは消えてなくなりますね。それを見届けた人たちも、いつかいなくなる。でも私たちが生きたという事実は消えない。どれだけ樹皮が傷んでも、大木が生きたということは消しようがない。むしろ傷ついた姿のほうが美しい。そういうことですね？」

私が頷くと、山口さんはホッとした表情を見せました。

「人の一生なんて短いですものね。私はちょっと短すぎだと思いますが……。ただ、長く生きたからたくさん残せるとも限らないし、それでも時の荒波は容赦なく記憶の痕跡すら消してしまう。それでも消えないものがあるんですね」

山口さんは自分も八十代まで生きて、この女性のような〝かっこいい言葉〟を残したかったと言いました。しかし、考え直したのか、静かに首を振りました。

「そうやって欲をかくのがいけないですね。私は残すとか残さないとか、そこから自由になって生きます」

世代を重ねれば、その人そのものの記憶が失われてしまうことは不思議ではありません。けれども、彼女とのひとときは、私から別の人へ、別の人からまた別の人へと、人の積み上げてきた営みは誰のものとはわからずとも、受け継がれてゆくのではないかと、私は思いました。

やっぱりちょっとは残っているんじゃないかな？——もう見ることがかなわないあの笑顔が、まるでそう語っているようです。

3 競争のみに走らない

ああ、俺、何のために生きて来たんだろうな？——末期の膵臓《すいぞう》がんの四十代男性、伊集院さんは自嘲気味に言いました。夕刻の部屋は茜《あかね》色でした。彼は肩を落としました。

「今日も、誰も来なかった」

私にはかける言葉がありませんでした。

伊集院さんの出世にかける情熱は半端ではありませんでした。

ある有名企業の中間管理職でした。管理職へ、より上へ、彼のモチベーションは高かったのです。

社内の出世争いは熾烈《しれつ》を極めました。同期の間でも、讒言《ざんげん》、揚げ足とり、流言飛語、あらゆる権謀術数が、皆の張りついた笑顔の裏で行われていました。

やらなければやられる。まるで某職業のようですが、生き馬の目を抜く闘いが繰り広げられていたのです。

誰もが俺を蹴落とそうとしているのではないか。伊集院さんは独裁国家のリーダーのように疑心暗鬼に駆られました。いつか仕事の仲間を見つめる目は冷たい光を帯びており、彼は大層怖がられました。

早く帰宅する者は負けで落伍者《らくごしゃ》というような雰囲気も社内を覆っていました。

そのせいもあって、仕事は毎日夜遅くにまで及び、奥さんや二人のお子さんと過ごす時間はほとんどありませんでした。

奥さんは怒り、悲しみ、最後は諦めでした。「早く帰ってきてほしい」と言うたびに、彼はいら立った様子で答えます。「俺の立場がわかってる!? 俺はお前たちの幸せを第一に考えているから、お前たちが豊かな生活を送れるように稼ぐためにやっているの」

小学生になった息子はとうとう父親を「幸せのおじさん」と呼びました。いつでも家におらず、口癖は「お前たちの幸せ」。家族全員が疲れていました。幸せを連呼しながら家にいない彼は、まさしく「幸せのおじさん」でした。

それでもこの競争の世界に生きるという彼の決意は強固で、あらゆる手段を用いてライバルを蹴落としました。一人落伍すれば喜び、それでもまた新しいライバルが出て来るから油断はできない。気がつけば、ハムスターが回し車を回しているようなものでした。

車が止まってしまえば、しかし――。

順調に出世し、最年少の管理職も目前、彼に無情な診断が下されました。膵臓がんの高度進行期、ステージⅣ。背中が痛いときもありましたが、まさかという思いです。肝転移も顕著で、できることは限られていました。

彼の怒りは入院後減りましたが、うっ屈した感情が彼を黒く取り巻きました。せっかく築いた立場が、手のひらの砂のように指の間から失われてゆく予感に彼は震えました。あんなに頑張ったのに――。もちろん彼は休職せざるを得ませんでした。

誇らしく、役職から名乗っていた彼は、病院では肩書きのない「伊集院さん」です。「伊集院さんなんて、高貴な出なのですか?」という誰かの他愛のない声かけにも絶望しました。

出世のみを追求して生きて来たのに、それが拒絶されてしまった絶望。沈みがちな毎日に、さらに病魔の進行が追い打ちをかけました。

彼は膵臓がんによる痛みがあり、十分な量の鎮痛薬が投与されていました。その痛みは確かに大きかったのですが、心の痛みも相当なものでした。

ベッドの上で「苦しい、苦しいよ」と彼は煩悶《はんもん》しています。私は痛みがあるのか聞きました。

「痛いのかな、もうよくわからないよ。苦しいんだ。こんな自分であることに」

彼は自ら〝自業自得〟と言います。

幸せを運んで来るという彼の言葉を受け、彼の家族は耐えて来ました。いつか、もう少し一緒にいられるようになることも、わずかに期待して。しかしそれが断たれたとき、これまでの反動が一気に襲いかかって来ました。

他の病室には、面会客がありますが、彼の病室へは誰も見舞いに訪れません。

職場には仲間はいません。仕事ばかりの日々でしたから、仕事以外の人間関係もありません。家族も来ません。彼は一人でした。

「先生ね、何事もやりすぎはいけないね」あるとき、彼はこう言いました。もはや来るべきものを見据えた決意が色濃く現れていました。「俺はね、偉くなりたかった。会社をこの俺が回したいという気持ちが誰よりもあった。あらゆる手を使ってでも、上にあがりたかったし、そうやって実際に出世もした。だけどね、無益だったよ」

はーっと息を吐く伊集院さんは、どこかすっきりしたお顔のようにも見えました。

「いいんですか？　それで」と私は聞きました。これまでの歩みを否定することが、彼のつらさにつながってはいけない。そんな思いです。彼は破顔一笑しました。

「だって無益なんだもん。間違いは間違いと認めないと、そこから進めないよね。人って馬鹿なのよ。いつかこういう日が来るってのは誰でも知ってるじゃない？　なのにさ、すぐには来ないって誰もが思ってる。だから、やればやっただけ、何かが変わるって思ってる。本当は……、俺みたいに、突然の落とし穴が待っているかもしれないのに、競走馬みたいに、一生懸命走るんだ。その挙げ句が『そして誰もいなくなった』ですよ。悲しいね」

かける言葉はありませんでした。でも彼はすっきりとした表情で続けました。

「でもね、もうそんなことが無益だってわかりました。競争とか出世とかくそくらえですよ。そんなのに一生を賭《か》けるなんてくだらないにもほどがある」

「ただ、それにいろいろな人が賭けていますよね、現実には」

彼はふっと笑うと、天を仰ぎました。「賭けすぎちゃダメってことだろうな。俺みたいに、家族も、仕事の仲間も大事にできなかったからこうなる。もう少しだけ、生きるってことのバランスを考えることができてたらね……」

彼はじっと私を見ていました。

「ま、そのバランスが難しいんだけどね。今から考えると、他に生き方があったんじゃないかって、どつぼに落ち込む日もある。自分の為した結果、それを受け止めてゆくしかないね」

彼は改めて家族に謝り、残りの時間をできるだけ一緒に過ごそうと一生懸命働きかけました。奥さんもお子さんも、様々な気持ちはあったと思いますが、彼を少し受け入れてあげました。

お父さん！　お父さん！――死の床で「おじさん」と呼ばれなかった彼の亡き顔は、少しだけ笑っているようでした。

4　衰えを受け止める

どうしてこんなになってしまったんでしょうねえ――進行胃がんの患者さん、六十代女性の村田さんはため息をつかれました。村田さんは普段から化粧もばっちりで、年齢より若々しい印象がありますが、浮かない表情です。

彼女の転機は四十代に訪れました。それまでは身体《からだ》が比較的丈夫で、美容にも気を遣っていましたが、急激に老いたというのです。

一人目とは歳の離れた二人目の子供が、四十歳目前で生まれました。最初の子育ての大変さとの違いに、村田さんは驚いたそうです。

「なにぶん自分の身体が一人目の時とは違っていてね。子供の動きや夜泣きについていけなかった」

ご主人である不二雄さんは、あまり彼女の大変さを理解してくれなかったそうです。

「しんどいしんどいと言っても、歳取ったからじゃない？　とか他人事《ひとごと》でね」

彼女に矢継ぎ早に加齢性の病気が襲いかかります。

頸椎症《けいついしょう》、腱鞘炎《けんしょうえん》、膝関節症……。ある病気で手術を受けたこともありました。

結局、二年間隔で大小様々な病気や不調に彼女は悩まされることになりました。その挙げ句の胃がんです。

「もう本当に嫌になりましたね。何でこんなに身体がガタガタなんだろうって」

丈夫ではないと、身体を動かすときに感じる難儀さが、まるで異なってきます。

もう一つ、彼女に挫折感を与えたのは、人並み以上に気を遣ってきた容色の衰えでした。

「夫には内緒ですが、結構私モテたんですよ。私の昔の写真今度見ますか？」

はたして、後日見せてくださった写真は確かに、今とは似ても――いや、面影を感じさせる美しさでした。

「これがね、一人目を産んだ三十歳の頃なのよ。この頃は身体の具合もよかったし、毎日楽しかったですよ。子育てに大変だったけれどもね。独身時代とできる限り同じように、お洒落《しゃれ》なお店にも夫を引っぱってでも連れて行ったりね」

二人目が生まれてから、すべてがそれまでと同じようにいかなくなったそうです。

「とにかく顔もたぷんたぷんになるし、お腹は出るし、痩せるように努力してもまったくうまくいかないのね。なんて自分はダメなんだとがっかりするくらい」

そんな村田さんでしたが、インターネットを使って様々な情報を入手していました。必然的に世間の動きに敏感でしたが、そのことも彼女を苦しめたようです。

「世の中の価値観がかっこいいとか、きれいとかに振れすぎているような気がするんですね。例えば私が若い頃の歌手は、見た目はともかく、歌はとても上手だった。でも今の子たちは、とにかく見た目はきらびやかで、外国の人のようにスタイルもいいけれどもね、何というか歌とかひどいもんね、ここだけの話……。反対に、外見的に衰えると、何かと劣化、劣化とひどいわよね」

ある程度インターネットを使用しないと、そのような悪口には出あいません。彼女は六十代としてはそれを使いこなしていると私は感じました。

「ちょっと見た目が悪くなると、劣化ってね。まるでそれだけが大切であるかのように。女は見た目じゃない！」

「ちょっと待ってください。ということは村田さんも外見第一ではなくなった？」

村田さんは大きく頷きました。

「かっこよさ、スマートさ、美しさ――そんなことを世の中が重視するようになると、老いるということはマイナスでしかなくなってしまうでしょう？」

外見の問題以前に、老いの過程で普通にできたことができなくなることは、ただでさえつらいはずです。そんなちょっとした喪失感が自分にもあることを私は伝えました。

「喪失感！」と唸《うな》って、村田さんは一瞬考え込みました。「失う……。それだと、私たちは美しかったあるべき自分から、不完全な自分になってしまうってことになるわね」

確かに――。以前と同じようにできないことを、マイナスと捉えてしまえば、我々の人生は下降線でしかないわけです。

しかし、人生、八十年の時代。それでいいわけがありません。

「私はね、そんな見た目重視で、老化を不幸なものとする傾向に活を入れたいですよ。世の中、ええかっこしいが多いのと違いますか？　だからちょっと前より無様になったりすると、すぐに腹を立てて嘆き悲しむ。私も一時期そうだったから。でもここまで来たら開き直りですよ。そんな自分でも、『いま、ここ』に生きている。だったら、衰えた、失ったと嘆くんじゃなくて、そんな自分にだって価値があると進んでゆくしかない。

そうでしょう？」

私はまったくその通りだと答えました。

「世の中がきれいな、整頓されたものになって、若くて、美しくて何でもできるのがいいというような風潮になってしまってはいけませんよ」

私たちは生きてゆく中で失ってゆくことを避けられません。一方で何かを得てもいるのですが、往々にして忘れがちです。それを再認識させてくれた村田さんの姿を、私はふと思い出すことがあります。

最後まで美しい佇《たたず》まいを見せながら、また一方でそれを崩すことも失うことも恐れない、見事な最期でした。

5　SNSの呪縛から逃れる

これでおしまいです――神崎さんはにっこりと笑って、パソコンの上蓋をパタンと閉じました。上蓋はつやつやと光っています。

「いいんですか？」と聞くと、彼女は迷いのない目で「もちろん」と答えました。

神崎さんは膵臓がんのステージⅣ。厳しい治療を余儀なくされていました。

もともとSNSを使いこなしていたので、必然的に病気のこともよく発信していました。

あるとき、「ちょっと疲れてきたかなあ」と呟《つぶや》く彼女に、私は〝SNS疲れ〟のようなものなのかと聞きました。

どうやらそうではないようです。ただ、「〝いいね！〟って押してもらえることも何か気を遣わせている気がして……」と浮かない顔です。

彼女によれば、闘病記なんて本来読みたくないかもしれないのに自分が書けば読んで〝いいね！〟を押してくれる人がいる、あるいは読まなくても押す人がいるかもしれないというのです。

「結局、皆、自分のために書いているのかもしれません。それに共感を要求しているっていうか、でも……」

そう言って、彼女は口をモゴモゴさせました。口にしにくいことに行き当たったときの癖です。「言いたくないことは言わなくても結構ですよ」と言う私を遮り、スーッと息を吸われました。

「SNSって、ある意味、社会力の力比べじゃないですか？　例えば有名人が闘病記を書くとものすごく応援される。私だってたくさんの方に支えてもらっています。けれどもどうしても比べてしまう。私のほうが大変で、絶望的な闘いなのに、どうして有名な人にはあれだけの称賛があってと思ってしまうのね」

そんな自分が彼女は嫌いなようで、そのことを私は指摘しました。

「よくわかりますね、そうなんです。先生、ぶっちゃけ、もう私は厳しい状況じゃないですか？　もう死ぬかもしれない。だったらそんなマイナスの感情をひとときたりとも感じたくないのですよね」

私は、もちろん個人差はあると前置きしながら、人はなかなか比較や羨《うらや》む気持ちを捨てられないということを伝えました。

神崎さんは病気になってから仕事を辞め、インターネットを見る時間が増えたそうです。SNSでは、同じ年代の女性が誰かと素敵な出会いがあったり、夫、子供らと舞台やコンサートに行ったりしていて、皆充実した生活を送っているように見える。正直、羨む気持ちも湧いてきたと言います。

「病気にならないとわかりませんよ。健康なときならば何でもできたことができなくなる苦しみはね。ちょっと疲れてきた理由は、表向きは人に共感を強いているってことだけど、裏の理由は――裏の顔っていうか腹の中は、羨む気持ちがSNSを見ていると抑えられないってことかな……。健康なときはあまり意識しなかったんだけれどもね」

だったら、やめちゃえばいいんじゃないですか――私の提案に彼女は頷きながらも、築いてきたネットのつながりを思うとやめられないことを打ち明け、難しい顔をしました。私も本当に難しいですねと言って頷きます。

しばらくしてから、神崎さんは私に気を遣わせてしまったと思ったのか、おちゃらけてこんなことを話しました。

「先生、ネットってひどいわよね。SNSではさ、称賛も多いじゃない？　でも本音は、サイトのニュースのコメントとか、『ちゃんねる』がサイト名に付くようなところでは、クソミソだからね。闘病記が有名な著名人も、ここまで書かれる筋合いがあるのかっていうくらいボロクソに書かれていたわ」

「世界的にもいろいろなところでそれはあると思いますよ。人が人である以上、普遍的なもののような気もします。でも皆、大変なんだと思います。心の中の嫉妬や比較を押し殺して、表の社会では称賛し、腹の中の世界ではそれらが渦巻いているから、それを匿名の場でぶちまけてスッとした気持ちになりたいのかもしれませんね」

その後、SNSに関していくつか意見交換しているうちに、神崎さんは「なんとなく先生と話していて腹を固めました」と言いました。長めの髪を少しかき分けて覗《のぞ》いた顔には、彼女の決意が示されていました。

「いきなりだと皆さんびっくりするから、一カ月後ということを示して、それで去ることにします。実際……命もその頃に終わっているかもしれないし」

「いいんじゃないですか。それで少しでも楽になるのならば」

そしてこの項の冒頭――。

パソコンを閉じた彼女は心からの笑顔で言いました。

「見ないってのも慣れるものですね。でもおかげでとても楽になりました。人生を豊かにするものが、むしろ嫉妬なんかをもたらしてしまうこともあるっていうのは私にとっても発見でした。あと何カ月かはわからないけれども、目の前にあることを感じる気持ちを持って、歩んでいきたいと思います」

面会に喜び、窓の外に見える花を愛《め》で、外出時の冬の空気を吸い込み……。少なくともネットの世界からは自由になった彼女は、本当に幸せそうな時間を過ごして、人生を閉じられました。

6　メディアと距離を置く

先生、私の不満を聞いてくれますか？――五十代女性の田中さんは、険しい顔で言いました。彼女の乳がんは非常に進行し、全身の骨や、腕の付け根のリンパ節や肝臓など多数の転移があり、生活には数々の支障が出ています。

そんな病状のことや、あるいは私たち医療スタッフについてかと思い、私は少しだけ身体を硬くしました。

「テレビってなんでどこも同じことをやっているの？　私たち入院患者はテレビカードでテレビを見るじゃない？　どんどんそれが消費されるんですよ」

どのニュースも、バラエティも、彼女には同じようなものにしか映らないそうです。

「ニュース番組ごとに、今日の出来事だけではなくて、今までにあったことをもっと掘り下げるような特集があってもよくない？」

それは私もよく思うことです。田中さんは病気になる以前は、ただなんとなくテレビをつけていることが多かったと言います。

「テレビだけ見ているってよくないって最近になって痛感しました。どの番組も、とにかく話題性ばかり考えちゃっているよね。だから内容が一緒――」

彼女の分析は、話題性を重視するから、ひとつ流行が生まれると、どの番組も報じて視聴者がまた動く。それが爆発的な流行になるが、実際にはメディアが仕掛けたものかもしれないということでした。

「ダイエット関連なんてそうじゃないですか？　次から、次へとね。それに関連する商売ばかりが儲《もう》かっている」

正確さの欠如も、話題性重視の弊害として彼女は心配していました。わかりやすく耳と頭に残ることに重きを置くあまり、損なわれているのではないかと。

「お医者さんが出て来て、本当なのかと思う健康法を勧めるでしょう？　おかしいわよね。あと、だいたい専門家ではないのに、短いフレーズで感想を述べる〝コメンテータ

―〟って存在が謎よね」

医学でも、自分の専門外は知らないことが多いです。それは専門分化が極度に進んでいるので、むしろ当然です。しかし、テレビ番組では、一部の医者が非専門の領域について一般人と同じような感想を述べるケースが散見されます。

「なんで専門家を呼ばないのかしら」と疑問を浮かべる田中さんに、私は専門性より、単発でうけるコメントをする人が重宝されるからではないかと告げました。

テレビ番組で紹介される〝根拠の弱い健康法や治療法〟には、本当に腹が立つとも彼女は言いました。「私も昔はテレビに踊らされていたから、あれを信じていろいろやったりしました。だから全然偉そうなことは言えないけれどもね」

彼女の話はインターネットにも及びます。

「検索すると、脇のほうに〝がんが治った〟って、食事療法や怪しい免疫治療の広告がゴロゴロ出て来ますよ。信じちゃう人もいるんじゃないかな？　世の中ひどいわよね。自分たちの利益や思惑に誘導する仕組みが目立って」

私も同意しました。

田中さんは入院以前よりテレビから離れ、よかったことがあったと教えてくれました。

「悲しいニュースを遠ざけることができました。テレビをあまり見ない。あるいはテレビだけではなく、インターネットの検索サイトのトップニュースを見ないとか、それがそういうメリットがあります」

彼女によれば、話題性を重視するメディアは、悲しいニュースをよりインパクトがあるように、目立つように報じる。

「確かにそれも大切でしょう。でも、私のように弱っているときには、そんな悲しいニュースは見たくないときもある」

私は同意しつつ、ある大腸がんの患者さんの例を挙げました。その患者さんはイスラム過激派に日本人が殺害された事件の映像を見て、首筋に冷たい刃の感覚を覚え、震えると仰っていました。

「重い病気になると感受性も変化するんですよ。ささいなことに感謝することもできたりするけれども、ささいなことに落ち込み、ささいなことで泣いたりする。悲しみや絶望が心を覆うこともある。重い病気になる……死ぬことって本当に大変なんですよ」

彼女にとって一番耐え難いのは、幼い子が亡くなるニュースでした。「虐待、とかね。

あんなに小さい子が亡くなるなんてね……悲しすぎる」

田中さんは涙ぐみました。自分のためではなく、そんな悲しい運命を背負った子供たちを思って泣くのです。

「本当はすべてを知って心の中で祈ってあげるということも大事だと思います。しかし今の私は傷ついている。だから、健康なときにはなかなか気がつかないものだけれども、テレビとかメディアとかからちょっと離れてみると、心や感情が支配されている感覚からも少し自由になることができるのではないかしら」


私たちは知らず知らずのうちにメディアから影響を受けています。

田中さんの言うように、少し離れたり、冷静に見つめるようになると、何かまた違った風景が見えるものかもしれません。

以降、田中さんは読書をよくされるようになり、私とも本の話をすることが増えたのです。

数カ月後の死の床、穏やかに微笑んで横たわる彼女のベッド脇のテーブルには、白いカバーが付けられた一冊の文庫本がそっと置かれていました。

7　仕事に固執しすぎない

川西恭子さんは五十代後半の女性、末期の肺がんを患っていました。

仕事を継続できなくなることが、彼女の入院時の気がかりです。それくらい仕事は彼女の生活の大部分であり、人生においても同様でした。仕事への情熱がそうさせて来たのは間違いないと思われました。

しかし、あるとき、そこに別の理由が、鶏なのか卵なのかわからない事情があることが明らかになります。

川西さんのお宅って家庭内別居みたいなんです――看護師が言いました。

確かに、川西さんの口から家族の話が出ることはほぼありませんでした。代わりに、世の中における仕事の意義や、自分の人生において非常に大切な価値を占めていることについては何度も話されました。仕事に復帰できないことは自身にとって最大級の打撃であることも、繰り返し言っていました。

それでも病気の進行は顕著であり、いつ最期がやって来てもおかしくはありません。

私はご家族を呼んで、状況をお話しすることにしました。

ご主人と長女さん、長男さんを集めての病状説明は、冒頭からいつもと異なる雰囲気が漂いました。

誰もが黙っています。それはいつものご家族の沈黙とは異なったものでした。

私が一方的に話すことになりましたが、その間、なんとも名状しがたい表情を彼らはしているのです。

「――以上で、病状の説明はおしまいです。お話ししたように、川西さんの残された時間は、残念ながらあまり長くないと考えます。ですので、何が川西さんにとって最良なのか、それを皆さんと一緒に考えたいと思います」

重苦しい沈黙。誰も口を開かない。

そのとき、左脇にいた息子さんの口がモゴモゴと動き始め、私はそちらのほうを見ました。彼は抑揚のない声で呟くように言いました。

「あの人が死ぬまでの概算の費用はいくらですか？」

私は驚きを出さないようにしましたが、しかし、少しは出てしまったかもしれません。

長女さんはぽつりと補足しました。

「自分のこと、仕事のことばかりしてきた母です。私には何も思いつくことはありません」

ご主人は、いかにも困ったような表情で、少し苦笑を浮かべました。

「お恥ずかしい話なんですが……。彼女とは長年の不仲で、家庭内別居状態なんですよ。もう何年も話していないんです。何をしてあげたらいいのかとか、そんなことを考える気持ちには申し訳ないですが、まったくなれないんですよ」

家庭は既に崩壊していました。

川西さんの仕事への強すぎる情熱、ある種の執着は、仕事以外に帰る場所がないからのようにも見えました。もちろん、仕事に励みすぎた結果なのかもしれません。生まれ始めた家族との亀裂が、さらに彼女を仕事に駆り立てたとも考えられました。

変化の兆しは、看護師の気づきによってもたらされました。川西さんがご自宅に戻られてからの傷の処置の一部を、ご主人に頼むことにしたのです。

ご主人は当初、強く難色を示しました。当然です。もう何年も言葉を交わさず、なるべく顔も見ないように生活して来たからです。

ただ、元々几帳面なご主人です。日を重ねるにつれて、私たちが驚くほど見事な処置をしてくれるようになりました。

「性格ですからね」とご主人は静かに言います。

最初はお互い硬い表情で、処置をして、処置を受けていたのが、次第ににこやかな顔に変化していきました。丁寧な処置はご自身の性格に起因する行為だというご主人を、川西さんは笑顔で見るようになっていました。何かが変わり始めていました。

長女さんはお孫さんを連れて来訪するようになりました。

孫とはほとんど会ったことがなかった川西さんです。立派な祖母の顔になっていました。

ご主人や長女さんは、どれだけの〝赦《ゆる》し〟の心を持ってそれを行ったのでしょうか。来るべき最期に向けて、それぞれができる範囲で、してあげられることを探し、実行しました。

それが川西さんの気持ちをも変化に導いていったのです。

「先生……。私、仕事、もうどうでもいいかもしれません」

驚きました。かつての川西さんからは想像もできない言葉です。

「私、愚かでした。仕事を死ぬまでできる人なんていませんね」

多くの方はそうです。

「できると思っていたんです。これが生きる道と私は決めたから。そこに生きるしかなかったからかもしれません……。ただ身体は衰える、気力も衰える、だからいつか、同じように仕事をすることはできなくなる。どうしてわからなかったのか――」

みんなそうだと、私は答えました。死ぬまで、ずっと同じように元気だと誰もが漠然と考えている。

「だから、仕事にすべてを懸けた自分は間違いだったと思います」

彼女の仕事は道半ばとなってしまいました。当初の焦燥感はそこからでした。

「でもね、私の代わりはたくさんいる。仕事の、ね」

家族の代わりは誰にもできなかった――彼女は言外にそう言っているような気がしました。

「仕事、仕事と私が繰り返して口にするたびに、仕事に囚《とら》われていたのだと思います。

仕事は世の中だけではなく、自分を豊かにするためにあるもの。お金を稼ぐことはとても大切です。ただそれで人生や心をぐちゃぐちゃにしてしまってはいけない。私は家庭も……。もう助からないってわかって、ようやく気がつけるようになりました。今はもう、仕事から自由になりました」

終末期は家族との時間――。どんな公的な存在でも、病で衰えれば、本当に近しい人との日々が待っています。そのときを見据え、家族に根回ししたほうがいいとは言いません。ただ、終末期は余程の友人でなければ会いにくくなることもあるでしょう。それは、どれだけ社会的な立場であっても確かなことです。

「仕事は大切でしたが、同じか、それ以上に大切なものがありました。本当に私が愚かだった。もう許されないと思います。許されない。ただ、最後にできることならば、家族と過ごす時間が、ほんの少しでも与えられるならば……」

後日、病院の一室――

「皆さんに川西さんは支えられていると思います。彼女の最後の望みは一度でも家に帰ること、だそうです……。叶《かな》いますか？」

私がご主人、長女さん、長男さんに尋ねると、誰もが黙りました。しかし、それはかっての沈黙と少しだけ違っていました。

「叶えてあげたいが……」とご主人は苦悶の表情。当然です。命はあと何週もないでしょう。基本的に世話をなさるのはご主人です。さすがにうんとは言えないようでした。

「父はよくやったと思います。むしろ父のほうが心配です。だから無理はできないと思います」

長女さんが苦悶の表情で言いました。

ここまで頑張ってくれたのは家族のおかげでしょう。無理強いはできません。

それでは別の方法で――私が言いかけたそのとき、くっきりとした輪郭を持った太い声があがりました。

「親父《おやじ》、姉ちゃん、帰してあげよう。できるはずだ。俺もやる。最後なんだ。おふくろの好きなようにしてあげよう」

彼女は家に帰り、家族水入らずで数日過ごしました。そして、病院に戻ってきて、亡くなりました。

彼女の笑顔は静かに語っていました。

仕事がある人生も素晴らしいけれども、人生はそればかりじゃない。

8　別れの悲しみをふり切る

先生さあ、人はさ、生きるだけ別れるんだよね――末期がんである三十代女性の白川さんは、しみじみと言いました。

私はその奥に息づく思いを感じて黙りました。

「生きていれば、別れる経験もまた増える。だから仕方のないことなのだと――」

自分に言い聞かせるような口調でした。元々のアルトの落ち着いた声が、さらに重々しく響きました。「まさかなあ……。自分の子供との別れがこんなに早くやってくるなんて……」

白川さんには三歳の娘、愛莉ちゃんがいました。かわいい盛りの愛娘を、彼女は置いて逝かねばならなかったのです。

確かに愛莉ちゃんはかわいく、よくお話をします。促されてしていた挨拶も自分からできるようになりました。「こんにちは」と、とても愛嬌《あいきょう》のある笑顔で私たちにも声をかけてくれます。

「先生、ママはいつおうちに帰って来るの？」

あどけない様子で聞いて来ます。

「なるべく早く帰れるようにするからね」

私がにっこりすると、彼女は嬉《うれ》しそうです。

「ママ帰ってきたらね、やることがたくさんあるの。絵本を読んでもらったりとか、あとね、ハンバーグ作ってもらうの！」

かわいさに私でも〝イチコロ〟の状況です。それが親だったらと考えると、心の闇に迷い込みそうになります。


私は愛莉ちゃんのかわいらしさを改めて白川さんに伝えました。

「まさかね……。運命ってひどすぎますね。なぜ私が幼い娘を置いて逝かねばならないのかって。何で自分がねって……」

そう呟く白川さんを前に、私の頭の中では、どうしてあげたらいいのかという言葉がぐるぐる回り、両肩にはどうすることも難しい現実が重くのしかかりました。私のできることは、到底限られています。

しかし、白川さんはもう自分の中の答えを持っていました。

「先生ね、私……、愛莉に言うことにしました」

私が何を言うのか聞くと、彼女は答えました。「ママは、もうすぐ死んじゃうってことを……」

彼女は瞳に涙を溜《た》めています。悲しみが湛《たた》えられていましたが、しかし強い決意も込められていました。

お子さんが小さくても、親御さんなりの言葉で、病気や死について伝えることはとても大事だと言われています。

お子さんの年代ごとに、伝えるレベルや伝え方は少々異なります。ただ、わかるように伝えてあげることはどの年代でも重要です。

愛莉ちゃんのような小さなお子さんには、病気になったことや死を迎えるのは決して愛莉ちゃんのせいではない、病気や死はうつるものではない、今後誰がママの役割を担うのか、などが大切な伝える事柄になります。

ただ、画一的なものではないのは知っておく必要があります。お子さんの性格や気がかりによって、ふさわしい伝え方があります。それをよく知っているのは、その方自身やパートナーの方です。

私が伝え方の助言を記してあるパンフレットをお渡しすると、彼女の目はさらに強い光を帯びていました。

「もう娘にこんなことしかしてあげられないなんてつらいけれども、私はやるべきことをやります」

迷いはありませんでした。


ある温かな春の日でした。

白川さんはやや硬めの調子で語り始めました。

「愛莉。ママ、ちょっと真剣な話があるんだけれども、いい？」

ベッドの脇に愛莉ちゃんを座らせました。

「ママね、大事なことを愛莉に伝えなくちゃならない。たぶん、何度も言うことはないと思う。これが最初で最後になると思うから、よく聞いてね」

ただならぬ気配を感じたのか、愛莉ちゃんはこくりと頷きました。ぎゅっと両手が膝の上で結ばれています。

「あのね、愛莉。ママはね、もうすぐ遠い所に行くの」

「遠い所……。北海道？」

北海道には白川さんの実家があります。

「ううん。もっと遠い所」

「じいじやばあばのお家？」

白川さんのご主人の実家は九州です。

「ううん。もっと遠い」

「ええ……いやだよ、そんなの」

「ごめんね、愛莉。ママもね、行きたくて行くんじゃないんだ。でもね、誰もがいつかはそうやってね、行かなくちゃいけないの。私にその順番が回って来たのよ……」

声が震えました。愛莉ちゃんは唇を噛《か》んでいます。緊張が空間を支配しました。

「ごめんね、愛莉。ただね、大切なことだから、これだけは忘れないで。あなたが悪いことをしたから、私が遠くに行っちゃうとか、そんなことでは絶対ないの！　これだけは決して忘れないで」

白川さんは愛莉ちゃんの手を握って、真正面から目を見て言いました。

「愛莉、いなくなっても、ママはね、ちゃんといるから」

白川さんは手を愛莉ちゃんの胸に当てました。痩せた手でしたが、私は〝大きな手〟だと感じました。

「愛莉、私はね、愛莉のここにいる。ずっといるの。わかった？　愛莉がね、大変なときは、いつでもここにいる。だから悲しかったり困ったりしたら、ママって言いなさい。ママはいつでもそばにいるから。愛莉を守るから……」

堪《こら》え切れなくなって白川さんは号泣されました。

愛莉ちゃんも一緒に泣きます。でも、少しずつ少しずつ手を伸ばして――。白川さんを小さな身体で抱きしめたのです。

抱かれているのに、まるで抱いているような姿でした。


「先生ね、言ってよかった」

後日、彼女は晴れやかな顔で言いました。「自己満足かもしれない。無責任かもしれない。でも私は親としてできることはしたと思います。たとえ、他の親よりほんの僅かなことであっても」

僅かじゃない、と私は伝えました。決して僅かなんかじゃない。

「ありがとう。なぜ娘と別れなければならないのかと、悲しかったです。でも確かに、人は誰かといつか必ず別れねばならないもの。ただその別れが、納得のいくものだったら、悲しみはいつか振りほどかれて、強く生きていけるのかもしれませんね……」

「悲しみは振りほどかれました？」

「ええ。愛莉にも、強く生きていってもらいたい。私は遠いところから、見守ります」

間もなくして、彼女は亡くなりました。誰よりも大切だった愛莉ちゃんも傍《そば》にいました。泣き叫ぶこともなく、大切なママの手を握り締める中、白川さんは旅立ち、また別の場所から娘さんを見守ることになったのです。

9　健康のみを追わない

何でこんなことになってしまったのか——進行悪性軟部腫瘍の六十代男性、藤谷さんは浮かない顔でした。深刻な様子です。がっくりと肩を落としています。「失われてしまって、初めて気がつくことってありますよね……」

隣にいる奥さんの美佐江さんも複雑な表情をされていました。「大切にしていたものだからねぇ」

奥さんのひと言は追い打ちのようで、藤谷さんは前に倒れ込むようにして頭を抱えました。そして、目の前に両手を持って来て、指の隙間をじっと見つめます。「まさにこの隙間からこぼれ落ちるように……」

誰か大切な方を失ってしまったのか？　私にも緊張が走ります。

彼はすがるような目で、私を見つめて言いました。「筋肉です」

奥さんが畳み掛けます。「彼の自慢は筋肉だったんです」

なるほど……。事の顚末《てんまつ》はこうでした。

彼は四十代で高脂血症が悪くなったのをきっかけに、生活習慣と身体の改造に取り組みました。元々まじめで、ご本人によればこだわり始めると止まらない性格だったこともあり、ジム通いが〝至高の幸せ〟となりました。

栄養バランスを整え、食事の摂取量にも気を遣い、みるみる体脂肪も内臓脂肪も減りました。

美佐江さんは、褒め上手です。「ちょっとかっこよくなったんじゃない」。その一言が、藤谷さんの情熱に油を投下しました。

筋肉量を増やして、カロリーがより消費される肉体を構築しようとして始めた筋トレも、次第に負荷を増やすことで順調に達成されていきました。

年齢からは想像できない、しっかりとした筋肉が付いた身体を毎日のようにジムで眺めることは達成感をもたらしました。同時に、今の身体を失いたくないから頑張るという、少しだけ強迫的な、けれども筋肉維持にはまさに好適な、大事な作業でありました。

締まった身体には若い人が着るような服がよく似合います。「若いね」と声をかけられることが、またモチベーションを刺激しました。

挫折は突然やって来てしまいます。

腰が痛み始めました。藤谷さんは当然のように筋トレの負荷が原因だと考えました。整形外科や整体に行っても、鍼灸《しんきゅう》を受けても、よくなりません。

あるとき、痛みがよりひどくなり、右足にまで影響が出てきたため、大きな病院を受診しました。ＣＴを撮影した医師の顔色が変わり、彼は即入院となりました。右の腸骨筋に大きな腫瘍があり、骨にも進展していました。れっきとした進行悪性腫瘍だったのです。

入院前は若さや健康を保つために、よく機能していたジム通い。一転、通えないことがフラストレーションとなり、また築き上げた肉体を失うかもしれないという恐怖に彼は震えました。

「早く運動しないと筋肉が落ちちゃうってそればかりでした」と美佐江さんは半分冗談、半分真顔です。「いい身体をしているのに、泣き言を言うから、そのミスマッチがひどくて……」

がんの患者さんは進行すると痩せていきます。食べていないから、とよく勘違いされますが、原因はそれだけではありません。

腫瘍や免疫細胞が出す物質（サイトカイン）、腫瘍が出す蛋白《たんぱく》や脂肪を分解する物質のせいで、食べたり、点滴などで強制的に栄養補給をしたとしても、非常に進んだがんの場合、どんどん痩せてしまうことがあり得ます。

これを「がんによる悪液質」と呼び、この「悪液質」は未《いま》だ完全な制御は難しい状況です。この悪液質で多くの方が衰弱します。悪液質の制御ができるようになれば状態は変わり得ますが、今の医学ではなかなか難しく、腫瘍の勢いを抑えることが大事な策の一つです。

ただし終末期となり、抗がん剤などで腫瘍の勢いを抑えられなくなると、必然的に悪液質の制御も困難となります。

藤谷さんのがんは、早い段階から悪液質が強く現れました。ご本人は驚きました。食べているのに、またできるだけ動くようにしているのに、どんどん筋肉が落ちるのです。

「その頃が一番つらかったわよね」と同情の眼で美佐江さんは藤谷さんを見つめました。

勢いのある悪液質は恐ろしい力を持っています。彼の筋肉はあっという間に削《そ》げ落ちてしまいました。


私は、藤谷さんが鍛えていたからこそ、今でも機能維持がより図られていることを伝えました。

「そうだと嬉しいんですがね、なにぶん本人の気持ちが……」美佐江さんの言葉に、少し藤谷さんは泣きそうになりました。「達成感があって楽しかったんですよ。ジムに通って筋肉を維持し、若い若いって言われることもね。健康の延長線上に長生きとか、そんなものがあると思っていた。それなのに最初の大きな病気で健康が一瞬で失われるなんてね。どんなに健康にしていても病気にならないわけじゃない。だったら、健康だけに、理想の身体だけに、張り込まなくてもよかったのかな」

難題です。健康を失うと、健康に気を遣わなかったことを悔やむ方がいます。だからといって、健康に神経質すぎる生き方も窮屈です。

三人でため息をついたあと、美佐江さんが言いました。「でもね、私、これくらいしわくちゃでも別にいいって思っているんですよ。自分の中で基準を上げ、いろいろ考えて励む夫は偉いと思っていましたよ。先生、私もね、三人も子供がいるから、出産後に何度も何度も痩せようと思っても全然うまくいかなくってね。だから本当に夫は偉いなって思います。でも歳相応になるのが普通なんだから、そんな自分だって認めてあげることが大事なんだと思うんですよ」

アルトの音色の美佐江さんの声は、ふくよかなラインを伴っていました。

「だけれどもさ、こんな骨と皮だけじゃね……」

「いいじゃないの！　それでもいいの。あなたはあなたなんだからさ」

励ましのための肩叩《たた》きは、脂肪分が低下した藤谷さんには強い衝撃だったようです。

「あたた、なんだよ」

「堂々としなさいよ。仕方ないでしょう？　私も子供らも、大切に思っていますよ。大好きなんですよ、あなたのことがね……」

突然差し伸べられた手に、藤谷さんはまごつきました。

大切にしていたものがあっという間に失われてしまった藤谷さんの苦衷《くちゅう》はいかばかりであったでしょうか。健康を意識することは大切ですが、それにのみ執心しても、人は老いや死を最終的に避けることができません。

保たないと後悔するけれども、執心しても後悔する、真に難しいものです。

それでも結果的に、奥さんたちのサポートで、そのままでいいと思えることができた藤谷さんは、まだ幸せだったのではないか、私はそう思うのです。

10　地位を投げる

進行大腸がんの患者さんである七十代男性の下川さんは、いつも通りいかつい顔で怒っておられます。

「ここの病院のスタッフは一体何なんだ!? 先生、ここのスタッフはどうしてきちんとしていないんだ!?」

下川さんはある中小企業の社長さんでした。モットーも、社是も、「規則正しく、はっきりと」。

医学は、厳密な科学的な面と、著しくファジーな面が同居した、いかにも人間を扱う領域です。

いつ、どこで、何がどうなるのかははっきりと予測しづらく、またやり方の多様性も許容されることが、彼にはどうにも耐え難いようでした。

下川さんが怒り、私が謝っているところに、奥さんの竹子さんが苦笑しながら入って来ました。

「またお父さん、やってるの？　スタッフがどうのこうのと言ってるんでしょう？　聞き飽きたわよ」

竹子さんはにこにこして、下川さんと私の隣に腰をおろします。

下川さんは卸売業を営んで、優れた業績を収めていました。仕事での成功者に多い人並み外れた能力は、〝入院患者〟という窮屈な枠には到底収まりきれないことがしばしばあります。彼もまさしくそんな一人でした。

「この人、ちょっと偉そうになってねえ」と言う竹子さんに、下川さんは反論します。

「全然偉そうなんかじゃないだろう？　それにダメなことをダメと指摘したり叱《しか》ったりするのは大切なことなんだ！」

「私の実家も会社をやっていたんですがね、父は本当に腰が低い人で。人の地位なんて〝すごろく〟みたいなものっていつも言っていましたねえ」

人の順番は時に変わり、誰が上がるのかわからず、あるマスに止まれば一転、災難だってある――竹子さんによればすごろくとは、そんな意味だそうです。

「だから、腰を低く保て、とも言っていました。父の会社は一度倒産しかかったんです。そのときの周囲の手のひら返しぶりったらなかったですよ。でも父は淡々としていましたね。『すごろくだろ？』って笑っていました。怖いくらいに変わらぬ笑いでした」

その後、竹子さんのお父さんは会社を立て直して、去った人たちもまた戻って来たそうです。良いときも悪いときもお父さんは変わらなかったと竹子さんは述懐されました。

「すごいお父さんだったんですね」と、思わず私は称えていました。

下川さんは、「なんだよ、俺が違うって言うのか？」とふてくされています。竹子さんの様子ではどうやら違うようです。

「ね、お父さん、最近誰かお見舞いに来ました？」

竹子さんの目はいつの間にか笑っていません。「みんな忙しいはずだから来ていない」と答える下川さんを、正面から見つめています。私も両ひざに結んだ手を握りました。

「先生ね、やっぱり人は一人で生まれて、一人で死んでいくものだと思うんです。うちの父も最後は胃がんで。でも父は不思議と会社以外のつながりもあって。面白いのは死の床でも近所の人だとか、趣味仲間だとか、得体のしれない人もたくさん来てくれたんですね。『じいちゃん、じいちゃん』って好かれていたんですよ。父が決して偉そうにすることがなかったから、誰とでも公平に接していたからだって、私はそう思います」

「俺は違うって言うのか？」鬼の目にも涙。やや光るものが下川さんの目に浮かんでいます。

「父は言っていたでしょう？　お前はいい社長になる。ただし偉そうにしなければ、だ。稲穂のようにあれ、そうすれば間違いないって。それをもう一度思い出してみるといいわ」

誰もが成功することもあれば、失敗することもある。それが一瞬で入れ変わってしまうこともある。竹子さんのお父さんは戦争体験者だったから、そんな運命の残酷さをよく知っていたのかもしれないと、彼女は言います。昨日までの勝者が明日からの敗者になる、ときには命さえも失ってしまうことがある、そんなことを身体で知っていた――。

下川さんはしばらく黙り込んでから、絞り出すように口を開きました。

「いや、先生参ったね。俺もさ、頑張ってやって来たんだよ。一生懸命さ。でも本当だよね、義父《とう》さんの言う通り。それに地位なんてあの世に持って行けないもんなあ。その予行練習をしているって思えばいいんだね」

転んでもただでは起きない力強さに、私は心の中で拍手を送りました。

「予行練習っていい言葉ですね」と私が指摘すると、竹子さんは畳み掛けます。

「ま、そういう予行練習だけじゃなくて、好かれる予行練習をしてくださいな」

三人で顔を見合わせて笑いました。

それから数カ月後の蟬《せみ》の鳴き始めた頃、下川さんは逝かれました。その間、いかつい顔におちゃめな風情を追加され、皆から大人気でした。

11　お金だけを求めない

私たちはお金がなければ、心身ともに余裕のない生活を余儀なくされるのは確かです。金銭は過不足なく手元にあるのがいいのでしょうが、必ずしもそうではないはずです。あれば出費も増えがちで、著名人が大きな借金をしたり、お金がなくなったりしてしまう出来事も時折報じられます。

八十代女性の村山さんは、中程度の認知症で施設に入居していました。施設の介護者や医療者に対しては非常に穏やかな方です。私が訪室すると、だいたい笑っています。

「先生、今日もいい天気ですね」

外は大雨ですが、「そうですね」と私が顔色を変えずに応じると、「先生、一緒にダンスを踊ってくださる?」と頼まれます。

聞けば、そのような優雅な生活がかつての彼女の日常であったようです。

私は左手を出して脈を測り、右手で聴診器を当てました。彼女は「面白い踊りですね」と上機嫌で、私も嬉しくなります。

そんな彼女ですが、激変してむっつりした表情になることがあります。それは娘さんの静香さんがお見舞いに訪れたときです。まるで条件反射のように、顔のしわが深まり、形相が変わります。その怖い顔は、部屋の雰囲気が変わってしまうほどです。

ある日、私と静香さんが話しているとき、村山さんはいつものようにそっぽを向いていました。すると、静香さんはすーっと回り込み、村山さんの前に立ちました。穏やかな相好ですが、どことなく怖さも感じさせます。

「ねえ、皆さんもいらっしゃるのだから、もう少し愛想よくしたら？」

「ふん」

「ふんって、皆さん、聞きました？　ああ、認知症になってからちょっとお上品さがなくなってしまったようね」

村山さんの顔は険しく、目は暗い光を帯びていました。

また別の日、今度はもう一人の娘さんの薫さんが来られています。村山さんはまたしても苦虫を嚙みつぶしたようなお顔です。私たちの前では笑顔で穏やかなのに、なぜ娘さんの前ではそうなのか、いぶかしく思いました。

後日、ことの顚末がわかりました。

村山さんは莫大な資産を持っています。それを巡って静香さんと薫さんは暗闘し、深刻な不仲なようなのです。

二人は示し合わせたように、週に一度、ほぼ同じ長さの時間を村山さんの部屋で過ごしていかれます。資産を巡る駆け引きでした。

村山さんは認知症ですが、娘たちの狙いを嗅ぎとっていました。村山さん自身よりもお金が大事だということを察していたのです。それゆえに、娘さんが来られたときだけ、豹変したように怖い顔になるのでした。

本当は家でずっと過ごしたかったという本音も、私には漏れ聞こえてきました。一人でいても浮かない顔のときがありました。

膨大な資産があるにも拘らず、残念ながら、村山さんはあまり楽しそうではない時間が多いように思えました。

先生、お金がないよ――――そんな発言を繰り返していたのは、進行肺がんの患者さんである四十代男性、植田さんでした。高額療養費制度を使用しても治療費がかさむことを懸念されていました。

植田さんは理学部出のエンジニアでした。稼ぎとしてはいいようでしたし、発病当初は仕事を辞めずに、抗がん剤治療と巧いこと両立させていました。

あるとき、彼の手に雑誌が握られていました。

免疫力を上げるとがんが治る、この食事療法でがんは消える――そんな見出しが確認できました。〝怪しい雑誌〟です。

「雑誌を読まれているのですね」と、批判の調子を帯びないよう、私は気をつけて尋ねました。

植田さんは驚くほど苦虫を嚙み潰した顔をされます。「知人がね、ぜひ読むといいと送ってきたんですが、これはひどい。ちゃんとした比較試験がなされていないものを信じられるほど、私も無知ではありません。本当に効果があるなら、すぐに医療界の標準治療になるでしょうね」

科学のことを彼はよく理解していました。だから、効果が喧伝《けんでん》されても実際には疑問が残る治療を勧められたら、一笑に付しました。

「どんな世界にも、人からお金をむしり取ろうとする悪い輩《やから》がいるもんですね、先生」

ご指摘通り、弱っている方をいざなう、数百万円もかかる悪徳な治療はあふれていま
す。その片棒を一部の医師が担いでいるのは残念なことだと、私は言いました。

「人って弱い。僕もね、本当に治る治療だったら、お金をつぎ込むと思いますよ。治りたい気持ちはそれくらいある。でも残念だけれどもね、そんなものはもうないから」

彼は苦笑し、それでも優しい笑みを浮かべました。「僕、お金が必要なんです。こんな人生の終わりになっても、お金お金って言う人も少ないでしょう?」

「ぎりぎりのお金で苦労されている方もいます。一方で、もう死ぬのでお金は意味がないという方もいます。お金に対する向き合い方はいろいろですよね」

植田さんはさらに優しい笑顔になりました。「僕には小学生の一人息子がいるんですよ。宝物です。その息子にはできるだけお金を残してあげたいと思うんです。何の根拠もない無駄な治療にお金を払うよりも、これから何があるのかわからない息子には、不自由なく学び、そのことに惜しみなくお金をかけてほしいんです。幸いにして、僕は今まで無駄遣いもして来なかった」

治療だけならおそらくは金銭的余裕があるだろうと見受けられた植田さんがなぜ「お金お金」と口にしていたのか、私はそのとき初めてわかりました。

だるさや食欲不振など、数値化できない体調の不良が現れるのが抗がん剤治療です。そうした中で植田さんは職場と交渉をして、可能な働き方を選び、ぎりぎりまで仕事を継続していました。お金が減るのも止《や》むを得ない状況の中、なんと彼はお金を増やし続けたのです。

自分が遠くない将来に亡くなることを見据え、全力でできることをしました。一番は大切な息子さんのためだったのです。

「先生、よかったですよ。これならば息子もね、僕がいないって負い目を感じずに生きていけるんじゃないかと思います。お金は大事ですからね。父親がいるのと変わらない環境を与えたかった、できる限りでね」

植田さんはどこか晴れやかな表情です。

「一定程度あるからこそ、執着しなくていい、それがお金なんじゃないですか？　息子にはね、自由に学んで、飛び立ってほしいんです」

莫大な資産の上で幽閉されてしまったかのような村山さん。村山さんと比べれば持っていたお金も生きた時間もずっと少なかった植田さん。人生は難しいものです。

ただ植田さんはいつでも奥さん、息子さんに優しく、穏やかな笑顔で語りかけていました。その思いは息子さんに引き継がれたはずです。

そして、死しても誰かのために生きるお金、これも〝生き金〟というのではないかと、私はふと思いました。

12 家にしがみつかない

人ってのは勝手なものよね——六十代の女性、大谷さんは苦笑しています。彼女の病気は非常に進行した肺がんでした。

彼女は二十代で結婚しました。ご主人は一流企業のサラリーマン。日本経済は好調で、自分の家を持つのが当たり前の時代です。お二人もご多分に漏れず、背伸びをして、ローンを利用して高額のマイホームを手に入れました。

「自分の家、それが当たり前であり、夢だったんです」

大谷さんは視線を落としました。「それが始まりでもあったのです、苦難の——」

バブルは崩壊し、予期しない生涯雇用のゆらぎが起こりました。

折しもご主人は慢性心不全を発症します。難病の拡張型心筋症でした。仕事が以前のようにはできなくなり、休職せねばならない期間も出てきました。

ここでご自宅の三十五年ローンが重くのしかかってきます。右肩上がりに給料が増えるのが当初の想定でしたが、それも崩れてしまったのです。

二人のお子さんが私立の学校に通っていたこともあり、瞬く間に家計は自転車操業に近づきます。大谷さんはパートに出ざるを得ませんでした。

「世の中が変わるなんて思ってもいなかったんですね。それに夫が突然病気になるなんて……」

あんなに憧れだった庭付きで、好きな色の屋根や壁にした家。実際に持ちえたときは、満たされました。幸せの戸口に立った気がしていました。子どもたちとの、夫との、希望にあふれる未来があることを疑っていませんでした。

ご主人は五年間の闘病生活を経て、亡くなりました。ご主人は団体信用生命保険に入っていたので、住宅ローンは返済されました。

大谷さんは正直に述懐されます。「もちろん悲しみも深かったけれども、どこかほっとしたところもありました」

ご主人も最後の頃は、「俺が死ねば楽になる」「終わればいい」と何度も言っていたのだそうです。

家を売るという選択肢は――？

「売っても二束三文だとわかったんですよ。立地も悪かったのね。でもそればかりではない――何か意地みたいなものもあったかもしれませんね」

金銭的には大変な苦労をかけたというお子さんは、今はもう二人とも結婚して独立、孫も生まれました。ただ息子さんたちは、実家の経緯があるからか、持ち家はなくていいというスタンスです。

「生涯雇用なんて遺物のような今です。息子たちがそう思うのも当然でしょうね……。自分のものを手に入れるのは楽しい。自信にもなります。マイホームなんて、その最たるものでしょう。ただ、得た快感は長く続くわけではない。これはものばかりではなく、人と人との関係にも当てはまると思いますが」

彼女はにっこりと笑いました。固執して守った家は、今では庭の手入れや修繕でお金も労力もかかる一方だそうです。「私にとってマイホームはトントン……。いえ、マイナスも多かったと思います。とにかく皆がやるからとか、それが常識だとかに囚われてはいけないのだと思います。別に借りてもいい。その人たちなりの考え方や生き方に合った選択をすることが大切ですね」


大谷さんのベッド脇には精悍《せいかん》な顔つきの長男さんと、優しそうな次男さんとの写真があります。二人の息子に囲まれた大谷さんは、やはり格別の表情です。

「息子たちはたくましく育ってくれました。夫が死んだ後も、何かと私を励ましてくれるようになりました。子供たちは、『世の中は変わるのが当たり前だから、いつでも仮の宿りだと思って精一杯生きる』ということを体得してくれたようなんです。それがもっとも人生においてよかったことだと思いますね……」

大谷さんはそう締めくくりました。

人は死が迫ると己が人生を振り返り、価値を見出そうとします。

人は石垣、人は城――大谷さんは失ったものもありましたが、より大きなものも得ていたのです。

そしてまた、多くの場合、堅固に作られたものよりも早く、私たち人の命は終わりを迎えます。

それを考えれば、持ち家だろうが賃貸だろうが仮の宿り、いやこの世界に生きること自体がそうなのかもしれません。

13　夢を抱かない

昔は私も夢見ていた
希望は高く、人生は生きるに値した
愛は決して消えることはないと
神は必ず赦したもうと夢見ていた
あの時の私は若く、恐れを知らなかった

松田さん、何を聴いていらっしゃるんですか？――私に声をかけられるのを、彼女は予期していなかったようでした。

少し睫毛《まつげ》に湿りがあったでしょうか。私は知らないふりをしました。

感情を揺さぶられているところに不意の一撃を受け、居住まいを正しているようです。僅かなタイムラグがありました。

完全に邪魔をしたと思うのですが、彼女はイヤホンを外して、私を見上げました。伏し目がちな日々が続く中で、久しぶりの正面からの視線でした。

「I Dreamed a Dreamです。日本名は『夢やぶれて』ですね」

「いい曲ですよね。何年か前スーザン・ボイルの歌が注目されましたね」

何か間違ったことを言ったのでしょうか。お顔が少し硬化されました。

「先生はスーザン・ボイルのものが好きですか？」

「スーザン・ボイルの歌は少し勇ましい気がしますね」

彼女の口元が少しほころび、それが間違いではなかったことを感じました。

「私もそう思います。正直言うと、彼女の鮮烈な出現でもあったあの歌唱は、希望に満ちあふれすぎていると思うんです。本当はそんな歌ではない。私は映画『レ・ミゼラブル』のアン・ハサウェイの歌が、もっともっと近いと思います。I Dreamed a Dreamは、『もう戻れない場所』を恋い焦がれながら、悔恨を感じながら、『もう戻れないこと』をほぼ確信しながら歌う歌。だから、切々とした響きは、覆いかぶさる哀しみや悔いにかき消されなければならない。だからアン・ハサウェイの歌はリアルだと思います」

思いがけず語ってしまったと、彼女は照れくさそうに笑いました。

リアルな解説です、と私が言うと、再び彼女は真剣な面持ちになります。

「それはそうですよ。子宮頸がんの末期に近い状況で生きている私からすれば……。ただ、がんのことで『もう戻れない』って言っているんじゃない。私ね、本当にいろいろなことがあった。I Dreamed a Dream は、私にとって肌身に感じる歌。『残忍な虎が、希望を引き裂き、夢を恥辱に変えてしまった』のね」

私はそれが意味することを薄々感じ、黙りました。

四十代とは見えない若々しさ、普段はどこか陰があるものの潑剌《はつらつ》な印象も強い彼女です。人は誰しも、見かけではわからない何かを有しているものです。

「今から考えると、とっても輝いているときもあった」

松田さんは振り返ります。「魅力的な人や男性たちと過ごした日々。それがなくなりそうだと思ったときからずっと、私は『過去の栄光』に縛られていたのかもしれない。でも最近、がんがむしろきっかけになって、過去の日々からもっと自由になるということとが大切だと気がつきました」

〃過去の栄光〃との比較を人はしばしばしてしまうものですが、彼女はそこから一歩前に進み始めていたようでもありました。

「今を大切にしなければ、幸せを感じることはできないのだと――」

そして、もう一つ気がついたことがあると、松田さんは言います。彼女の瞳はまるで舞台女優のように、遠くまで射抜いていました。

「『夢』から自由になることです。『レ・ミゼラブル』でI Dreamed a Dreamを歌うファンティーヌは、まだ夢に囚われている。そう思うんです。娘と会えなくなって、女を売って生活しても、まだ夢を口ずさむ。私は、それではいけないと思っています」

人生の帆が風を受けているときは明日への推進力になる。けれども、栄光を、人生の旨味《うまみ》を味わった後には、抱く夢によってはむしろ邪魔になることさえある。昔に復することを夢にしてしまえば、もう夢ではなく、追憶にしかすぎない――。彼女はそんな話を聞かせてくれました。

「今、ここに生きることを真剣にして、明日をも知れぬ命を懸命に生きて……」

明日をも知れぬ命、それは確かに彼女のことです。彼女は言葉に詰まりながら、続けます。「そんな命を生きるときに、夢なんか見ないで日々を一生懸命生きる中に見えてくるものがあると思うんです。夢や希望が傍になくても、私はいいと思います。過去のものを持ち出して夢をこしらえれば、それは夢のまた夢になってしまう。夢なんてないほうが自由になるときだってあるんじゃないでしょうか」

夢を持てないときだってある。希望を持てないときだってある。

しかし、そのときに自分に与えられた環境をしっかりと感じながら、一歩一歩進むと、自由とともに本当の夢が降りてくるのかもしれない——そのようなことを私が取り留めもなく考えていると、彼女はすっかり笑顔になっていました。

一カ月後、彼女は亡くなりました。

胸の上で合わせられた手は、微笑を浮かべた顔は、新しい希望を抱いて夢見るさまを感じさせるものでした。

夢が見つからなくてもいいよ。そして夢から自由になるところに、本当の夢が見つかるんだよ——唇はそう形作っているようでした。

思考編

14　迷惑をかける意識を捨てる

河北さんは七十歳の女性です。彼女の病気は進行した膵臓がんでした。

当初、病棟の片隅で、息をひそめるように生活していらっしゃいました。実際の身体はそれほど小さくはないのですが、いつも身体をかがめて、小さく。

家族の話になると、彼女はとりわけ身体を小さく硬くします。

「家族には迷惑ばかりかけて……。私がこんな病気になってしまって、病院への送り迎えもありますから、娘は仕事を辞めました。夫も家のことを全部やってくれますし、毎日見舞いにも来てくれます。家族はいつも疲れている様子です。こんなに迷惑をかけて生きているのが忍びない」

彼女はしかめっつらになります。頬が紅潮します。あふれ出る感情を押し留《とど》めることは難しく、涙もこぼれました。

「私が生きていることが迷惑なんです」

言葉のかけ方は非常に難しいです。

迷惑でない、と言えば彼女の思いを否定することになる。迷惑なんですね、と言えば彼女の傷に塩を塗り込むことになるかもしれない。

必定、沈黙に勝るものはなく、私は口を開けませんでした。

「なぜ、人生最後の日々に家族の重荷にならねばならないのか……」

言葉をかけるのは本当に難しいのですが、私は声を絞り出してみました。

「重荷と仰いましたか？　ご家族が」

泣いていた河北さんのまなじりが上がります。

「言うはずないでしょう!?　そんなこと。家族が思っても言えるはずないじゃないですか」

「もしかすると、それほど重荷に思っていないということだってありませんか？」

やや気色ばむ彼女を前に、私はこれまで見聞して来たことのごくほんの一部を伝えました。

「本当に嫌だったら人はやりません。例えば私もいろいろな治療を提案しますが、やりたくないことは皆さん、絶対にやらないです。義務感だろうが、やりたくないことはやらない、そうじゃありませんか？」

「まあ、それほど嫌だったらそうだろうけれども……」

河北さんは考え込む表情を一瞬見せます。

「ご家族はそれほど嫌じゃないんじゃないでしょうか？」

「ま、それは……それほどはね、そんなに嫌われる理由もないし、ただ、好かれてはいないと思いますが、その中で本当によくやってくれています」

それはすごいことなのだと、私は心から思いました。同じような腫瘍の患者さんのケースで、ご家族が仕事を辞めたり、すべての家事を負担するケースは多くはないことを説明しました。

「そうなんですか？」と信じられない様子の河北さんに私は告げました。

「言い方は変かもしれませんが、河北さんは『持ってる』と思います。支えてくれる家族を、です」

「うう……だから、そんな家族に迷惑をかけているのがつらい……」

「お気持ちは感じます。わかります、とまでは言えませんが、一端はわかります」

「ああ、やっぱり私、早く旅立ちたいです」

彼女は下を向いてむせび泣きました。どうしたらいいのか、私は悩みました。

しばらく経った、ある日のことです。

「先生、迷惑をかける生き方ってのもありますか？」

突然、河北さんが言いました。ばつの悪そうな顔をしています。

「いや、生きていて迷惑をかけることは一般的には標準だと思います。私もたくさんの方に迷惑をかけているでしょう」

ちょうど他の病棟が満室で、成人用の病棟に乳児が入院しており、河北さんはその赤ちゃんを抱く母を目にしたというのです。

「お母さんの姿を見て、私も昔を思い出しましたよ。もう四十年近く前になるかな。私の娘は何をするのも遅くて、すごく心配しました。寝返りも立つのも遅くてね。しゃべるようになるのも遅かった。今ではあんなに口達者なのにね」

河北さんは、過去をたぐりよせるような顔をしています。「娘も何もできなかったのが、あんなにできるようになったのですからね」

河北さんのお顔が母親のそれになっていることを、私は指摘しました。今病棟で赤ちゃんを抱く母親と河北さんが重なったのです。

「もう忘れちゃった。いやね、歳を取るってのは。でも、先生、気がつきました。誰も赤ちゃんのときがあって、そのときは迷惑をかけるんですものね」

「まあ、そうですね。誰かの手をかけずに育つことはあり得ません。親が、あるいは親でなくても、誰か。それがなければ人は生きられませんものね」

彼女は窓の外に広がる秋の空をじっと見つめました。茜色に横顔が染まります。

「先生、私間違っていたかもしれません。生きているときは、いつも誰かに迷惑をかけている。そんな中に私たちは生まれ、生き、死んでゆく」

「迷惑――特に赤ちゃんなんかは、あるいは子供は、親からすると時にとっても迷惑なものかもしれませんが、時にとってもかわいくて迷惑なんかじゃないんじゃないでしょうね」

「まあ私のようなしわくちゃおばあちゃんになっちゃうと、そんなかわいらしさはないでしょうけれどもね」

「いえ、かわいいから世話をする。私はそう思いますよ」

彼女は声をあげて笑いました。

「先生、面白いこと言いますね。でも、そうね、私たちは何もできないまま生まれて、できるようになって。でももしかするとそれと同じように、できたものがいつか少しずつできなくなって、そして旅立ってゆく、そんなものなのかもしれませんね」

自分もいつかそうなる、と私が告げると、河北さんは「先生がそうなったらヤブ医者ですから適当なところで辞めてくださいね」と言い、腹を抱えて笑い合いました。

ふと、彼女は微笑みながら、口にします。

「迷惑をかけないで生きる人なんかいない。迷惑をかけてもいいんだ、私はそう思えました。皆もそのように思えれば、きっと楽になると思います」

確かに――。世の中には、「迷惑をかけたくない」という年長者、重病の方、本当にたくさんおられます。私は、いつでも、少しでもその気持ちが楽になってくれればと願っています。

河北さんの部屋にスピーカーを持って来てその言葉を皆さんに聞かせたいくらいだと言うと、彼女は笑っていました。

「でも先生、それは騒音で、ちょっと迷惑ね」

15　自分が一番大変ではない

湯川さんは四十代の女性です。進行乳がんを患っていました。抗がん剤治療も行っています。仕事は辞めておらず、思春期のお子さんを育ててもいました。

あるとき、少し体調を崩して入院した折、彼女は何かを話したそうなお顔をして私を呼び止めました。「最近、ちょっと疲れちゃってですね。でも入院して、少しいい休憩になったと思います」

乳がんの治療は五年程度に及んでいます。根治しないことを、彼女は十分わかっています。それにしても、長い治療期間中、いつまで治療を続けてゆくのか、もういっそ終わりにしてほしいなどの気持ちが心を覆うときもあります。

彼女は歴戦の勇者です。これまで多くの身体の、そして心の苦難を乗り越え、打ち勝って来ました。「適度に愚痴でも言って発散することは大事」が彼女の口ぐせです。

入院すらも、蓄電の時間と捉えてしまう彼女の、年月が鍛えた適応能力は素晴らしいものでした。

「すごいですね」と称える私に、彼女は「やめてください。すごいなんて言われると、プレッシャーだから」と屈託のないお顔で笑います。周囲を明るくさせる彼女は、多くの人に親しまれ、とりわけ同病の仲間に好かれて、一目おかれる存在でした。

自分は仕事だけでも大変なのに、仕事のほかに治療と子育てもこなすのはすごいと私が重ねて称賛すると、湯川さんはやはり謙遜したあと、続けました。「でもさ、人間、成長よね。私も最初っから明るかったわけじゃなかったし」

彼女は下を向き、思いっきり「暗い顔」を形作り、「昔の私はくらーかったんです」と、また私を笑わせるように言いました。


彼女が働く会社は女性が多い職場でした。そんな仕事場に特有の同調圧力が強い中、従業員はいくつかの小グループに分かれていました。

職場は、「私たちが一番大変」というグループごとの主張が強く、摩擦が起こっていました。各グループ内でも、「とりわけ『私』が一番大変」という主張はしばしばあり、口にせずとも、多くの人がそう思っていたそうです。

ある人は共働きの夫の非協力さを憤る。ある人はイヤイヤ期の息子の手に負えなさを嘆く。ある人は姑のいじわるを、ある人は夫の不倫を、ある人は認知症の実母の介護を……。

湯川さんはどうだったのか、私は尋ねました。

私は不妊治療かな――ある原因で彼女は体外受精を繰り返し行っていました。何度も諦めかけ、ようやく一児を授かることができました。「百万単位でお金が飛んでゆくの。無理かと思ったら、ようやくできた。それまでは正直、子供の話とか職場でされるとすごくつらかった。誰も悪気はないのよね。イヤイヤ期とか、また風邪ひいたとか。自分からすれば、いるだけいいって思う。そうやって心で毒づく日が多かったなあ。そんな自分も嫌だったけれどもね」

周囲の雰囲気もあって、湯川さんもご多分にもれず、自分が一番大変だと思うに至ってしまいました。そして、三十代で乳がんの診断――。

「自分が一番大変だという考えが悪かったなどとも思ったけど、でも病気になっちゃったわけだから、〝私が一番〟の思いはより深くなってね」

それは無理もないと言う私を遮り、彼女は続けました。「やっぱりね、私、そういう考え方が一番いけなかったと思うんだ。私なんて恵まれているほう」
「一番大変から恵まれているに変わったんですか？」
「病院に来てびっくりしたわ。もう五年以上になるけど、たくさんの同病の仲間が亡くなってしまった。そのうち自分よりも若かった人たちがね、四人、かわいそうだったわね……」

彼女は目を潤ませました。

婚約中に病に襲われて自分から身を引き別れた和多さん、乳がんで子供を諦めたのにそれでもダメだった川崎さん、愛娘がまだ三歳だった清田さん、最後はがん性髄膜炎の状態で大好きな息子のこともわからなくなった藤山さん――その四人を思い出し、湯川さんは言葉を詰まらせました。

確かに、運命は時に残酷で、罪もない人たちを容赦なくさらっていきます。

「私なんかね、息子が天使だった時代を終えられただけ、どれだけ幸せだったか……。成長して、天使からちょっと生臭い人間になりましたね。生臭く、そしてちょっと男臭いんですよ、ははは。でも今もかわいいです」

「それにしても湯川さん、何か医学的な相談があったわけではないんですか？」

「あらら、そう言えば忘れちゃった……」

彼女は雨上がりの空のようなとびきりの笑顔で言いました。

「自分が一番大変なんて絶対に嘘《うそ》。そう思わなくなったから、今、自分は幸せって、そういう話でした、終わり」

16 自分をダメだと思わない

俺ほどどうしようもない人間はいないですよ——五十歳の谷川さんはひとりごちます。

彼の病気は高度に進行した大腸がんです。

谷川さんは、幼い頃に父親を亡くしています。父親の記憶は思慕の念とともに思い出されるものでは、残念ながらありませんでした。

お酒に酔った際の暴力がひどかったそうです。母親に手をあげることも何度も目撃したといいます。

父親が亡くなり、母親は女手ひとつで谷川さんを育てあげましたが、彼には、なぜ自分の家ばかり貧乏で恵まれていないのだろうかという思いが消えませんでした。高校を卒業すると、逃げるようにして都会にやって来ました。しかし、何をやっても長続きすることはなかったようです。

実家に連絡をすることはありませんでした。しなかったのか、できなかったのか、谷川さんご自身もわからないといいます。そして、突然、彼のもとに母の訃報が届きました。死に目にも会えませんでした。

ひげをいじりながら、濃い顔立ちにさらに山谷を形作って、彼は話してくれました。女性とも長続きしなかったですね——いつしか刹那的《せつなてき》な生き方に身を委ねるようになっていました。結婚してほしそうな女性は幾人かいたようですが、彼の踏み切らない態度に業を煮やして、皆去って行きました。

彼いわく、三十代まではそこそこ女性からモテていたそうです。

「まあ親父もひどい親だったけど、俺もおふくろにはろくなことをしてあげられなかったから、人から優しくされないのも当たり前だよね」

言ってから豪快に笑いましたが、ちょっとさみしそうな印象がどことなくありました。

「世の中にはね、どうしようもないダメな奴がいるんですよ。まあ俺よりもひどいのもたくさんいたけどね。ダメな奴はね、ダメな奴なの。だからそれは先生にも治せないからね、いいの、そのままで。とにかく半世紀もこれで生きてるんだ。仕方ないよ」

やっぱり豪快に、けれどもさみしそうに彼は笑うのでした。


こんにちは——ある日、谷川さんのもとに来客がありました。

三十代前半くらいの眼鏡をかけた、大きな眼とすっと通って高い鼻筋が印象的な女性です。

皆が色めき立ちます。谷川さんは自分には家族も親類もいないと言っていました。

小一時間後、彼女は帰って行きました。去り際、彼女の横顔に涙の痕があるような、そんな気がしました。

私はさっそく谷川さんの部屋を訪れました。聞けば、インターネット上の人生相談サイトで、彼と彼女は出会ったそうです。

彼女も谷川さんと同様、家庭に恵まれませんでした。そして、最近、男性にもてあそばれて、「死にたい」と投稿しました。谷川さんはメールで何があったのか、どんな気持ちなのか、本人によれば聞きつくしたうえで、「死にたいのは俺も同じだけど、死ぬなよな」と送ったと言います。

私には、彼の魅力が垣間見えたような気がしました。さらに私は今日面会するに至った経緯を聞きました。

「あの子も俺もさ、頼る人は誰もいないから。ただささ、なんか湿っぽい話が嫌で、ずっと重いがんだとは伝えていなかった。でもさ、もう正直、俺死んじゃうじゃない？　これまでの俺の経験だと、おふくろのときのような、いきなりってのが一番キツイのよ。予告はやっぱりしてもらいたいってのがあるわけよ。だから、とうとう今日は伝えよう、ありがとう、と、さようならってね……」

彼は鼻の下に手を伸ばしました。ひげをいじっているようで、鼻腔《びくう》から落ちてくる微《かす》かな涙液を押し留めているように見受けられました。

つらい話を聞いてあげたとは人助けをしましたね、と私は言いました。谷川さんは「そんな大層なもんじゃない」と否定しましたが、私は譲りませんでした。「死にたいとはもう、彼女は思わないのではないでしょうか」真顔になって谷川さんは強く頷きました。

「そうだよ。俺みたいにダメな奴だって生き抜いたんだ、お前みたいな魅力的な奴だったら、絶対に幸せをつかめる、諦めるなって。俺には言う資格もないのにね……」

「谷川さん、一つ言っていいですか？　どこがダメな奴なんですか！　人を支えたのならば、そんな人間がダメな人であるわけはないですよ」

苦笑しながら、彼はじっと私を正面から見ました。

「先生、ありがとな。いい冥土の土産になりそうだ。ダメじゃないって思えることも大切なことかもな。少しでも役に立てたって。そう思えるだけでも、ラッキーかもしれないね。まっ根拠のない思い込みがさ、人生には大切だろ」

二人で声をあげて笑いました。


この後、ちょっとした変化がありました。「俺はダメな奴」という言葉が谷川さんから減ったのです。

正当な評価のもと、彼は皆から好かれながら、その生を閉じました。

多くの人は何かしら、自分では気がついていないだけで、いいところがある。

彼の姿を思い出すたびに、私はそんなことを考えます。

17　性欲を断ち切る

馬鹿だねえ、また薬か——六十代の柴田さんは、病室のテレビを指さしました。画面は険しい顔をして連行されていく芸能人の顔を映し出していました。「なんで薬にハマるんかね？」

私たちの脳内は、快楽につながることを行うと、側坐《そくざ》核《かく》という部分にドパミンが増加して作用します。

動物実験で平常時のドパミンの分泌を１００とすると、食餌でドパミンの分泌は１５０になります。道理で私たちが美味《おい》しいものや甘いものに目がなく、痩せられないわけです。

セックスだと２００、ニコチン２２０、エタノール約１５０〜２００、モルヒネ２００、コカイン３５０、それが覚せい剤だと１０００にもなるのですから、たまりません。

ドパミン放出が増えるのは、他にも脳内の至るところで起きます。それが複合的にさらなる離れられなさを形作るのです。

私の説明に柴田さんは感心した様子です。

「やっぱり、覚せい剤ってすごいんだね。俺みたいに胃がんの末期になっちまうと、そんなので気持ちが楽になるならばそうしたいがね……。要するに脳が薬剤を欲しがっているってところだろ？　脳ってのはなかなか曲者だよね」

何か、そう思う出来事があったのか、私は訊《たず》ねました。

「俺って結構、湿っぽい性格でさ。最近でこそ、こんな重い病気になったからそんな執念も消え去ったが、昔は許せないことは許せないってたちでね」

よく笑う柴田さんにそんなイメージがなかったので、私は驚きました。

彼がもっとも許せなかったのは裏切りです。相手が男性でも女性でもそういうところがあったそうです。よくよくお顔を拝見すると、若かりし頃はさぞ精悍だったのではないかという、凄《すご》みの名残が確かに感じられました。

「裏切った奴を何年も憎み続けたこともある。ただざ、そうやって憎み続けることが、なんか虚しくてね」

柴田さんは少し背筋を伸ばしました。「ゴミのような奴は、放っておいても自滅する。それなのに、まともに相手にしている自分が馬鹿らしくなったんだ」

頷く私に、彼は続けます。

「憎しみってのも、執着の一つだ。執着していては、逃げるタイミングを逃すことさえある。逃げないとやられる場合もあるからね。こんなふうに、自分の終わりが見えてくると、なおさらそんな気持ちが強くなるね。復讐も、執着も、程々がいい。そんな気持ちから自由になるのが大切なのだと。やっぱり先生、憎む気持ちとか執着とかも、脳が関わっているのかい？」

扁桃体《へんとうたい》や海馬という脳の構造体が、記憶や情動にも関係していることは知られていると、私は告げました。

「じゃ、俺はそれをコントロールできたってことだ。ヤク中の人間よりすごいじゃない」

「いや、それはだから、レベルが違いますから。美味《うま》いものが150なのに、覚せい剤の報酬は1000ですから。だからもう脳は元に戻れなくなってしまうのです。そしてその脳のせいで、廃人になってしまうのです」

「いや確かにね、俺のダチにも、それで人生終わった奴がたくさんいるよ。シャブは疲れ知らずになるからね。それでハマって、終わりよ。あれは本当に恐ろしいと肌では知っていたが、その数字を聞いてよくわかったね」

ここでセックスの数字を聞かれたので、私は改めて説明しました。

「そうかあ、やっぱり俺、ヤクなんてやってたら無理だったな。200でさえ、めくるめく世界にハマってしまったくらいだから。無性に求める時代があった。だから最初の奥さんには愛想をつかされてね」

柴田さんは二度離婚を経験していました。最初のとき、二歳の娘さんがいたそうですが、離婚以来、二度と会っていません。順調に成長していれば三十歳になっています。二番目の奥さんとも長くは続かなかったそうです。

「俺は無茶苦茶だったね。結婚に向いていないんだよ。でもさ、色恋の世界に生きている気がしていたけど、先生の話を聞いてやっぱりそれも虚しくなってきちまったな。快楽を求める脳に、俺は動かされていただけって思えてな。脳の奴隷みたいで、俺が主ではないかのようでね」

「今は断ち切ったのだったら、もう奴隷ではないのではないでしょうか?」

「ただ、あまりにも多くのものも失って来た。特に大きなものは娘だったね。脳があまりにこういう生き方を強いるから、そうなってしまった」

元奥さんともごく僅かながら交流があった柴田さんは、自分が末期がんであること、それを娘にも伝えてほしいと電話をしました。

娘さんは現れませんでした。

「自分の為してきたことを噛みしめて、こういう執着を捨てて逝けって神様は言っているんだろうな」

彼はニヤリと笑うと、かぶりを振りました。

生の最後までまとわりついてくる何かを振り払い、彼は、ある朝旅立ちました。

18　理想から解放される

五十代の男性、水谷さんが対峙《たいじ》しなければならなくなった病気は、進行した肝内胆管がんでした。

彼は世の中に影響する仕事をしていました。どんな仕事も世の中に影響するので程度問題ですが、彼の仕事はよりその性格が強いものでした。

しかし、彼の夢は志半ばで消えてゆくことになってしまいました。ひとえに彼がその旗手だったからです。推進力であり、転舵力《てんだりょく》でもあった彼に代わる存在がいませんでした。

愚痴を言いたくはありませんが――そう彼は淡々と語りました。その口調が深い悲しみを物語っていました。「この世の中をよくしようという一心でここまで来ました。本当に多くの仲間にも恵まれて――」

抵抗勢力の強さも、相当なものでした。仲間との協力のもと、理想に燃えた彼は障害を次々突破していきました。

これまでにないことを、これまでにないものを、これまでにない人の力で――彼のモットーです。破竹の勢いで、様々なものが変わりました。

しかし、どんな動きにも〝揺り戻し〟が起こります。よくも悪くも、です。

既得権益を奪われることを恐れた人たちは、今度は結束して、水谷さんやその仲間の眼前に立つことになりました。結束を強めた相手は、今度は様々な人を取り込むことにも巧みになっていました。

改革の動きは、急激な反動に押されました。変わったことが、結局悪くなったというレッテル貼りの結果、元の木阿弥になっていきました。

「よくなれば、人は付いてくる――そういうおごりが私たちにもあったのかもしれません。しかし人はよくも悪くも、昔と大して変わっていません。理屈で人は動かない。目の前にぶら下げられた人参にもとても弱い。人は五十年、百年先や、自分たちの後に続く若者、子供よりも、今日や明日、この一年がひもじい思いをせずに楽しく生きられるかのほうが大切なんです」

ぶれてはいけない思いは、ときとして硬直化を招きます。水谷さんの仲間にも、見えないヒビが少しずつ蓄積していきました。分断工作で水谷さんのもとを離れた者、原理原則を崩さない水谷さんの姿に幻滅して去った者もいました。

水谷さんのイライラはピークに達しました。

なぜよいことが、なぜ受け入れられない――うわ言のように呟いても、離反は止まりません。年月をかけた努力は、まるで波が砂浜の文字を消すように、元に戻りつつありました。

そんなとき、ずっと彼の右腕となって働いていた部下が、胃がんで旅立つことになってしまいました。「水谷さんと、一緒に、働けてよかった」

息も絶え絶えの部下を前に、水谷さんは男泣きします。気がつけば、部下は涙を浮かべ、落ち着いた口調で言いました。

「私も水谷さんと話すのは最後になるでしょう。だから言います。水谷さん、厳しい話だが世の中は変わらない。理想だけでは、なんで変わらないんだという怒りやもどかしさだけでは、だめだ。人の弱さや、変わらないことを受け入れたときに、もっと確かな一歩を踏み出せたのではないでしょうか……」

水谷さんはハッとしました。それは周囲に増えたイエスマンとはまた違った見解だったのです。

以降も、彼にとって大きな課題は、その部下の言葉通りでした。

ただ幸か不幸か、歳を重ねたことで、以前よりも妥協やそのための技術が増えたこともあり、仕事自体は巧く回るようになりました。

そして、仕事を巡る状況ではようやく安定を得ることができ始めた矢先にわかったのが、今度は水谷さんが厳しいがんを患っている事実でした。

「先生、病気にならないとわからないことは、確かにあるね。病気になると心身ともに弱る。そうすると弱っている者の気持ちが、グッと張り付いて感じられる。だからあの部下の言葉も理解できる……」

水谷さんは気がつきました。人はできれば変わりたくない――。安定した日々、生活、関係、立場など、それを思い切って変えて一歩前に踏み出すよりは、不満や愚痴を呟きながら、妥協して日々を歩んだほうがよい。

「変わることを恐れるんです。いざ変わらなければいけないときも、あなたが言ったからと思いたい。それでひどい結果になっても、誰々のせいと言えるから。自分で変わろうとすると、自分が責任を負わなくてはいけなくなる。誰かのせいにしたいんです。その人間の気持ちが変わらない限りは、変わるはずもありません。それは私一人の何十年かの努力で変わるものではないのです」

変わらないいらだちや、理想を求めて苦しんだことは、あまりに短期的な視座に基づいていたことに彼は気がついたのです。

短い一生を思えば、誰もがその間に仕事を完遂したいと思うものでしょう。しかし、世の中の大きなところに関わる仕事は、例外もありますが、必ずしも一代で為されるものばかりではありません。

「ガウディのようになればいい」

スペインのサグラダ・ファミリアの建築家の名前を水谷さんは挙げました。「ガウディは細かな設計図を遺したわけではないのに、彼の思いを受け継いだ何代もの建築家たちが、あの建造物をつくり上げてきたんだ。ガウディならばこうつくるだろうという思いで」

何事も変わらない、変わらないと怒り嘆いていた自分は正しくなかったと、水谷さんははっきり言いました。「変わらない、変わりたくないというのがむしろ当たり前なんだ。理想はすぐには叶わなくて当たり前なんだ。自らが死してもまだなお理想が叶わないこともある。そこから自由になることが大切だ」

重病になってからの彼は、打って変わって、期せずしてなっていたワンマンの姿勢を一八〇度転回しました。「たくさんの水谷」を育てることにしたのです。

人は変わりたがらない。人から強制されると、あるいは他人に決めさせると結果に対して悪口を言ってごまかす。だからこそ忍耐を持って長い時間をかけて多くの人の心を動かして、自らの力で決めて動く――そんな思いをそれぞれに持ってもらうように努めました。

「水谷さん！」

多くの仲間の声が響く中、彼は彼らに後事を託して旅立ちました。死に顔は微笑んでおり、理想はいつか必ず叶う、それぞれに思いと強さと忍耐があれば――そう言っているようだったのです。

19 比較をやめる

『命の格差は止められるか』（イチロー・カワチ著）という本があります。

所得の格差を放置すれば、国民全体の不健康につながることが述べられています。格差が目立つ地域では社会の信頼や規範、ネットワークが損なわれ、それが健康や命に影響するというのです。一見、所得格差は富裕者にとっては問題ないようですが、健康面で悪影響があるわけです。

どうしてそういった事象が起こるのかが、様々な観点から解説されています。

人とは面白い生き物です。

私たちは絶対的な価値を感じることが難しく、相対的に物事を捉えるようにできています。そこから生まれるのが比較です。

例えば、他の人が一千万円の報酬をもらっている中で一人だけ五百万円である場合と、皆の報酬が一律五百万円である場合には、前者の幸福度が低いことがよく知られています。

ここに悲しい人間の性《さが》が表れています。

ただ、報酬の差をバネに努力して、他の人に追いつけ追い越せと頑張る人がいるのは事実です。

一方で、貶《おとし》め、奪おうとする人がいるのも真実です。

だからこそ、所得の格差はギスギスした状態を招き、富裕層も安心して過ごすことが難しくなり得ます。


四十代女性の藤沢さんは、自身が重い病気とわかったときに愕然《がくぜん》としました。

ほとんどの時間を「比較」に費やしてきたからです。

藤沢さんのご自宅があるブロックには、八軒の家がありました。

藤沢さんによれば、ご自身を含めた八軒の「張り合い」がすごかったのだそうです。

ある家族が高級車を買えば、自分の家も夫に買い替えを迫る。また、別の家庭が有名幼稚園に子供を入園させると、「あのうちは子供をお受験教室に通わせてスパルタ教育している、後に子供が歪《ゆが》むことにつながるだろう」などという悪口が、すみやかに流れました。

とりわけ妬みを買っていたのは、子供がいない三十代の夫婦でした。瀟洒《しょうしゃ》な家屋に、整えられた庭。高級車。

大変ね、二人で働かないとあれが維持できないなんて——藤沢さんは皮肉交じりに言いました。

その夫婦が二人とも医師だったことがわかると、悪口はさらにエスカレートしました。「医者なんだったら、そんなあくせく稼ぐ必要はないじゃない。どれだけお金にがめついのかしら」「忙しくて子供も作れないなんて不幸よね。もっと心の豊かさを重視すればいいのにね」

藤沢さんは夫が帰ってくると、堰《せき》を切ったようにそうした話をしました。

ご主人の眉間のしわはどんどん増えていきましたが、藤沢さんはそれに気がつきませんでした。

いつしか夫婦げんかも増えていきました。

「もう少し給料とか上がらないの？」

不満そうに言う藤沢さんに、夫は声を荒らげました。

「不満なのか⁉」

「……怒鳴らなくてもいいじゃない」

「あのな、ずっと言おうと思っていたが、鈴木さんちはアウディに乗っているとか、山田さんちは◯◯高校に入ったとか、お前はいつも比較ばかりじゃないか⁉　それで家がギスギスしているのがわからないのか？」

後に振り返ると、一人息子の小学生の和哉くんも笑顔が減っていました。

お隣の何とかさんちは私立の◯◯小学校、二軒向こうの誰々は国立の△△小学校、あなたももっと勉強して□□中学校に入りなさい――そんな話が連日のように出ては、息子さんもたまりません。

重い病気とわかる一年ほど前から、確かに藤沢さんの咳《せき》が増えていました。

しかし、口から出ていたのは、咳と同じかそれ以上にご近所さんの話題だったと、彼女自身、述懐されます。そして、とうとうその日がやって来てしまいました。

「は、肺がんステージⅣ!?」

なぜ、私が——。まるで八軒の張り合いの果てに、ストレスで病となり、自分が落伍者になってしまったように藤沢さんは感じたのでした。

「先生、月並みな言い方かもしれませんが、思うんです。私、どうしようもない馬鹿でした。人がどうこうなんて、自分の生き死にの問題になってしまえば、本当にくだらないことです」

「…………」

「明日死ぬかもしれないのに、隣の家は恵まれているとか、向かいの家は自分より下だとか、そんなことを考える余裕はありません。比較が実は、死を前にすると何の意味もないって気がつくんです。結局、自分が今何を持っているのか、何が心から愛《いと》おしいのか、がんを通してそれに気がつくことができました」

「何よりです」と私は答えました。それに気がつかないで逝く方もいます。気がついただけ、幸せです。

「私には息子と夫がいます。夫は一生懸命に仕事をしてくれていますし、息子の和哉も勉強を頑張っています。それだけでも幸せじゃないですか？」

「もちろんです。十分な幸せですよ」

そんな「普通」でさえ望めない、重い病気の方を、私は幾人も知っています。私たちが思う「普通」は、実は相当に幸せなレベルなのです。

「先生、比較から自由になること……それが大切ですね。誰かと比べることをやめれば、きっと幸せになる。私はそれを伝えたいです。いや、こんなでは反面教師かな？」

「いえ、反面教師ではありません。それに時間は、まだどれくらいかは誰にもわかりませんが、今ここにあります。その幸せを大切な人に伝えることが、藤沢さんができることです」

「ほんと、そうですよね。そして、きっと夫と息子も私を反面教師にしてくれると思いますが、『比較しないで自分の人生を生きること』を伝えたいと思います」

自分が持っているもの――それに目を向けることができた新生・藤沢さんの以降の時間は、結果的には終わりを迎えたものの、笑いと喜びと支えにあふれたものでした。

思い悩むのは夜と相場が決まっています。それを踏まえて、彼女はある番組名をもじって、こう言葉を残されました。

「『今夜《こんや》も明夜《みようや》もくらべません』。それが大事」

20　まじめの殻を破る

やってられない！――末期がんを患う六十代女性の木島さんの声は部屋に響き渡りました。個室なので問題はありませんが、結構な声量です。顔は紅潮し、まなじりは上がっています。

彼女の吐き出したい思いを感じ、私は黙りました。

木島さんの後半生は大変なことだらけでした。

まずは、脳梗塞の後遺症で倒れた義父と、追って認知症になってしまった義母を、ほぼ彼女一人が世話しました。これは十年単位で時間を要しました。

その後、今度は夫が進行がんに倒れました。大腸がんで経過は五年以上に及びました。

ご本人の談によれば、「夫をようやく見送った」とき、今度は実母がひどい認知症になってしまいました。

実母は認知症からの被害妄想が著しく、木島さんが見舞いに行くと、「このドロボウ！」と罵倒しました。

木島さんの胸には怒りの感情が湧き起こります。その怒りの炎に油を注いだのが、実母は遠方に住む木島さんの実妹にはやたらと愛想がよいことでした。

発症前から、実母が何かにつけて頼っていたのは木島さんだったのに、認知症の妄想が手近な人にしばしば向けられることがあるとはいえ、評価は一八〇度コペルニクス的転回。「財産全部あげるわ」と実妹に言う一方で、木島さんをクソミソにこき下ろしたのです。

木島さんのストレスは甚大でした。胃がきりきり痛むのも、ストレスのせいだと信じて疑いませんでした。

ある時、あまりに胃痛がひどいので病院に行くと、信じられないことが起こりました。なんと彼女はがん、それも進行がんでスキルス胃がんだったのです。

「全然、受け入れられなかったです」と木島さん。次に湧いてきたのは怒りでした。なぜ、自分が――。

「気がつけば、ずっとずっと人のために生きて来たわけじゃないですか？　義父、義母、夫。婚家に相当尽くしたと思ったら、元気で『あなただけが頼りよ』と言っていた実母に『ドロボウ！』でしょ？　やってられませんよ、本当に」

私は言葉を失いました。確かに世の中は理不尽だと感じさせるに十分な話です。

実母の認知症は苛烈で、攻撃的な妄想が向かう先はなぜか木島さんのみです。実妹や近所の人にはニコニコ応対し、「長女にいじめられている」と吹聴するのです。

実妹は木島さんが実母に謝り、誤解を解くべきだと言い出しました。きっとボタンのかけ違いなのだろう、と。

木島さんは母の話を信じていた妹に驚きましたが、グッとこらえて、母の前に座りました。

間髪いれず、またもや「ドロボウ！」と言われてしまいます。木島さんの中で、何かが壊れます。あなただけが頼り、啓子さんのおかげ、お前がすべて――そんな発症前の言葉に支えられてきたのが虚しく感じました。

まるで自分のまじめさが利用されて来たような、そんな激しい怒りが彼女を貫いたのです。

彼女は述懐して笑いました。

「あれを言って、スッキリしました」

婚家を何十年単位でお世話をした。何かと頼りにされていた実母にはドロボウ呼ばわりをされる。母を姉任せにしていた妹には自分が悪いようなことを言われる。いじめられているのはこちらなのに近所には「ああ、あのいじめている娘か」とささやかれる。限界のラインを超え、ひたすらにこらえて来た、木島さんのまじめの殻が粉々になった瞬間でした。

母が「このドロボウ！」といつものように連呼し始めたとき、とうとう木島さんのスイッチが押されました。

うるせぇ、このくそババア！——予想外の反応に、母親も妹も黙ります。間髪いれず、木島さんは言葉の嵐を叩き込みました。

「いいかげんにしろ、このババア！　どんだけ私の世話になったと思ってるんだ、このクソやろう！　妹、妹だあ!?　妹が何をしたんだ、ほら、言ってみろ、ええ？　何をやったんだ、あーん？」

「…………」

「言えねえだろうがよ！　ないからだよ。全部私がやって来た。違うか!?　本当にお前ら、いい加減にしろよ!?　ドロボウはお前らだ、人の時間、人の人生を盗みやがってこら!?」

いつもはお上品で、声を荒らげることもない木島さんの剣幕に、認知症の母も、妹も、すっかり気圧《けお》されました。

木島さんはそれを見まわして、一息つきます。

そして、先生、私は何て言ったと思いますか？——思い出しながら、木島さんは楽しそうです。

私の前で、木島さんは上品で陽気です。母と妹を罵倒したとは到底思えないほどですが、彼女は涼やかに笑って言いました。

「もう私は十分あなたたちに娘や姉としての役割を果たした。もう自分たちでやってください。私も、重い病気になって自分の人生が大事なんです。もうまじめはやめましたから。玲子、困ったときには相談してもいい。でもあなたが今度はやる番よ。それじゃ」

去り際の手振りまで教えてくれました。

この一件があって実母の認知症は少し改善したそうです。

「啓子はどうしたんだって。母親の記憶が戻ったんじゃないかしら。あんなショック療法がなければ戻らないなんて、わが親ながら仕方ないなって思いますが。その後、妹もちゃんと施設を見つけてくれて、楽しくやっているみたい」

すさまじい剣幕が、母の記憶を揺さぶったのかはわかりませんが、とりあえずは一件落着です。

「先生、私本当に馬鹿だったと思います。我慢して、我慢して、本当は嫌なことを嫌って言えなかった。まじめは止めるべき。自分の人生を生きるならばね」

木島さんはかわいい女の子の写真が入ったフレームを見やりました。お孫さんの瑞香ちゃんです。

「楽しく生きなくちゃね」

その後、木島さんは退院し、孫娘さんとも充実した時間を過ごし、息子さんと娘さんに見守られながら、十分にまじめだった人生を閉じられました。

まじめはいけないよ——あの声が今も聞こえてきそうです。まじめすぎる人には聞かせてあげたいと夢想しました。

21　嫉妬心を取り除く

「私、あまり人に好かれたことがなくて」

そんなことないですよと言う私を見透かしたように先手を打ち、四十代の島村さんの独白は続きます。彼女の病気は子宮体がん。非常に進行している状態でした。

「世の中って不公平ですよね」

そうですね、と私が言おうとするよりもやはり先に、島村さんの言葉は被さります。

「不公平です」

彼女の不公平の系譜は、生まれたときにさかのぼります。

彼女は三番目の子供でしたが、既に女子が二人いたので、物心つく頃には「男の子ならばよかった」と繰り返し聞かされて育ったそうです。そののちに弟ができました。

「姉の私が言うのもなんですが、弟はかわいらしくて、親の寵愛を一身に受けて育ちました。私は家族の中で唯一のっぺりした顔でした」

両親は美男美女で、二人の姉、弟は彫りが深く、ハーフなのかと間違えられるような容貌であったようです。自分だけがいわゆる平安時代風の顔。

お前の姉ちゃんは美人で優等生だったのに――小学校に入ると、そのようなことを先生からも言われたようです。

「世の中は、美人には、あるいはイケメンには生きやすくできているんですよ」

彼女いわく、近所の駄菓子屋さんでも、姉や弟はいつもおまけをもらえるのに、自分はなぜかもらえません。

そんなこんなが彼女の心の棘《とげ》となり、そして澱《おり》となり積み重なっていったのです。

姉や弟は優秀で、一流大学を卒業し、いわゆる〝いい会社〟に就職、親も大満足でした。島村さんは、大学受験では直前の模試でA判定の評価を受けながらまさかの二浪。就職でも恵まれません。

「いや、先生は男性だからわからないと思いますが、本当にね、美人は得なんですよ！姉たちなんて、皆良い人と結婚もして……」

姉は二人とも素敵な男性を見つけました。長姉のきらびやかな結婚式、華燭《かしよく》の宴で、島村さんの心の青い炎は燃え盛りました。

イケメンの弟は、まるで何不自由なく人生を謳歌しているように見えました。次女は弁護士と結婚しましたが、その結婚式の円卓の隣席で微笑《ほほえ》む弟の顔を見るとまたムカムカとしました。

「ようやく生まれた男子、また末っ子ですから大層かわいがられて、人を疑うことを知らないような、生粋のぼっちゃん気質でした」

世の中の理不尽さを噛みしめる島村さんに、私は自身の体験を伝えました。

「見目形が優れた医師は、同じことをしても、そうではない医師と比較して、患者さんや周囲のスタッフのウケが違うということも確実にありますよ。患者さんはもっと多面的に見てくれているような気もしますが、一部のスタッフは——。もちろんある程度の腕があるというのは前提ですが」

医者のそんな打ち明け話が珍しかったのか、島村さんはやや目を大きくして驚きます。

「研修医の頃は一番老けていたかもしれません。当時は患者さんに三十六歳に見えるなんて言われたものです。二十五歳だったのに」

同じことをしても、評価される人もいれば、そうではない人もいることを、私も医者の仕事をしながら体験していました。

その後いくつか、外見と不利益にまつわる話をしました。

島村さんは少し楽になったと言いました。コロコロと愛嬌のある笑顔を浮かべていま
す。「先生も見た目で苦労したってことが面白かったですね」

「それだと、私がまるで苦労する見た目であるという感じなので複雑です。まあ、事実
なのでいいですが……。生きている限り、人は嫉妬の気持ちからはなかなか逃れられな
いものですし、何かを持っている人を羨む気持ちは当然なのかもしれません。けれども
人には様々な力や可能性があって、私たちが誰かを羨むときのような単一のものさしで
人を測れないことは確かだと思いますよ。例えば、島村さんの愛嬌ある笑顔がいいって
いう人もいるのではないかってことです」

彼女はまたにっこり笑ってくれました。

「姉たちも弟もそれぞれ苦労はしている面もあるんでしょうね。単一のものさし——確
かにそうです。嫉妬するときって、何か一つの要素で判断している。見た目の美しさだ
ったり、学歴だったり、お金だったり、地位だったり。でもそれらの人がすべてを持っ
ているわけではない。たまに持っている人もいますけれども、それでも何か大変なこと
を抱えていたりもしますよね」

「偏見かもしれませんが、私は人並み外れてすごい人は、人並み外れて欠けている面もあると思います。でもそれはそれで世の中にとっては必要な人です」

島村さんはフーッと息をつきました。

「先生、なぜ自分ばかりという気持ちや嫉妬は消えることはないと思います。でも、それらと折り合いをつけ、残された時間を過ごしたいと思います」


その言葉通り、その後の彼女の発言からも表情からも、暗い嫉妬心は消えたように見受けられました。そしてある朝、彼女は人生を完遂されました。

「こんな人生だけど、いや、こんな人生だから、味わい深かったです」

それが彼女の最後の言葉でした。

22 死の恐怖を消す

先生、あたしは馬鹿だったねぇ――進行胃がんを患っている六十代男性、塚谷さんは勢いよくまくしたてます。彼は下町育ちです。

「いや、本当に馬鹿。とにかくね、前は死ぬのが怖かったの。でも今はもう死にかけだから」

彼はいわゆる健康マニアで、老いが大嫌いでした。人一倍健康に気をつけ、いいと思えば何でも試し、お金をかけました。

一人娘の尚子さんが振り返ります。「おかげで家は、がらくた、封が切られたままの食品や、サプリだらけです」

追い打ちをかけたのは塚谷さんの奥さんの死でした。突然、くも膜下出血で亡くなられたのだそうです。

ただでさえ死にたくない、元気でありたいと願う気持ちが人一倍強かった塚谷さん。尚子さんによれば、鷹揚で心配は翌日に持ち越さないような母に対し、父の塚谷さんは気が小さく、持ち越さないのはお金だけという人でした。

「父は生まれと言葉とお金だけ下町気質なんです」

例えばテレビ番組で、腰の痛みは要注意、がんの転移かもしれないと言っていれば、翌日には整形外科を受診する用心振りです。さらに尚子さんが付け加えます。「とにかく死んだ後が怖かったようなんですが、死ぬ前も怖いと言っていたんです」

怖かったのは何か、聞く私に塚谷さんが答えました。

「やっぱり苦しむのかとか、のたうちまわるのか、とかですね」

待ってました――。私の出番です。できるだけそうならないようにするのが私の仕事だと伝えました。

「それは安心したねえ。頼むよ、先生、無事送り届けてくれな」

尚子さんが横槍を入れます。

「でもお父さん、最近変わったんでしょう。あんなにお母さんが亡くなってから死にたくない、死にたくないって言ってたのが、怖くなくなったんでしょう？」

「うん……。まぁ、まったく怖くないって言ったら嘘になるけどな」

何かきっかけがあったのか私が問うと、塚谷さんは天井を見上げました。

「最初に言ったように、馬鹿馬鹿しいって思うようになったんだよ。人は皆、一〇〇％死ぬじゃない。一番リーチかけているのは俺だけど、次は先生だろ、その次は尚子が上がりだろ」

尚子さんは私より年上ですが、男女の平均余命を考えれば、確かにそうです。

「これは、考えても仕方ないってわかったのよ。十二支を五回以上回して初めて気がついたの！」

私は自分も死ぬのが怖い、まったく怖くない人のほうが少ないのではないかと言いました。未来永劫消滅することに対する恐怖は、宗教などを熱心に信じていない限り、あるのではないかと。「ただ、恐怖も生命の大事な防衛機制と思います。もし死を恐れなかったら、すぐに死んじゃいそうですね、死の怖さがないから」

私の話を面白いと塚谷さんは笑いながらも、「でも」と言って続けます。「もう考えないのが一番。ぜーったいに死ぬんだから、考える必要はないの。ただ今を全力で生きるのみ。考えなくていいの。考えることがむしろよくないね」

男同士で盛り上がる中、あくまで現実的な尚子さんが落ち着いて告げました。

「はい、お父さん、じゃ、少しは今後のことも考えましょうね。孫たちにも好かれているし、一緒に旅行でも行って、たくさん遊んでほしいですね。あと、お父さんがいなくなった後とか、問題は山積みですからね！」

「大変ですね」と言う私に、彼は苦笑しました。

「生きている間はやらなくちゃいけないことがあるから俺たちゃ大変だ。だからこそね、死ぬんじゃないかとか、ちょっと身体の具合が悪いだけでも、重い病気なのかとか、考えてしまったりとか」

「大丈夫ですか？　怖さが再発してません？」

「大丈夫、大丈夫。でも今のように死を前にするとますます健康が大切だって思うね。だから身体がおかしかったら、ほっとかないで医者と相談することも大事。俺もそれで随分安心して来たから。それでも、怖い怖いと思っても必ず来るものだからね、最後はそんなこと忘れちゃうくらい生き抜くしかないよ」

塚谷さんの笑い声は途絶えませんでした。

23　生きる意味から離れる

何のために生まれて来たのかなぁ――五十代の男性の福山さんはおどけた顔をしながら、低い声で言いました。彼の病気は進行肺がんでした。「そういうところ、そういう思考に入り込んじゃうとさ、出口がないってことないですか？　答えがない。だから余計に沈んじゃうっていうか。俺は正直、あまりそんなことを考えずに済んできた側面もあるわけ」

福山さんは某専門職でした。絵に描いたような成功者。仕事は大はやりで、多くの部下を使う立場です。

奥さんは元ＣＡで今は家を美しくかつ的確に切り盛りしてくれています。二人のお子さんは有名大学に通っています。

外貌はまったく問題ないどころか、非の打ちどころがない状況でしょう。

「仕事は天職だね。俺のためにあるような仕事。自分でも思うけど、恵まれているほうだと思う。だから人生の終わりになって、こんな一撃を食らうなんてね。盛り下がるね。俺の病気はもう治らないわけだろう？」

残念ながら難しいと思うと、私は伝えました。

「そうだよな。いや、仕事ではどんな無理筋でも引き受けるのがモットーだったからさ、医学はそうじゃないのかって」

そう思われている患者さんは結構います。しかし、二十一世紀初頭の医学はまだまだ不完全です。

「先生は死ぬ人を診てそんなに楽しいの？　あっ、いや批判しているわけじゃないんだ。

純粋な興味で」

「私の仕事は、亡くなってゆく方を支えるということももちろん含まれますが、主にがんの苦痛に苦しまれている人たちを助ける仕事です。専門家も少なく、いろいろな薬剤の使い方によっても患者さんが激変する領域です。ある意味、面白い仕事だと思いますよ」

福山さんはご自身でされているような仕事を面白いと思うか、聞いてきました。面白いと思うが、自分には難しいと私は正直に答えました。

「一つ、不快を承知で言わせてもらうと、俺は自分が特別って思っていたの。人生が破竹の勢いで、いい方向に動いてゆく経験を繰り返してゆくと、そんな根拠のない自信が湧いてくるんだよね」

私は福山さんの経歴やプロフィールを頭に浮かべてから、そのように思うのも当然だと思うと伝えました。

「物事がうまくいっているときってのは、思い上がりがあるんだろうね。なるべくしてなっているってプラスのフィードバックがどんどんかかるの。ただ病気になってから……。実を言うと百八十度変わったかもしれないですね」

皮肉な笑みを福山さんは浮かべました。「人生には俺しか成し得ない特別なことがあるとか、俺しか成し得ない崇高な目標があるとか、割にそういうふうに信じていたんです。そこに激震が走った。これまでの俺を真っ二つに切り裂いてしまった。今、人生は？　って問われたら、昔とはまったく異なる答えが出ると思う」

自分が生まれたのは何も特別なことではない。自分が生きているのもスペシャルではない。自分はたまたまこの世に生まれた――それが今の福山さんの答えでした。

「たまたまこの世に生まれた。何の因果か、膨らみ続けているっていう宇宙のほんの片隅の小さな青い星の島国にね。人生は何か？　と問われれば、言い得て妙な言葉がある。人生は暇つぶし。与えられた時間をお前なりに自由に生きてみろって、そんな機会が与えられたのではないかとも思うんですよ。生きている間に、自由にね、暇つぶしして、楽しめよって」

生きている意味と繰り返し唱えても、確かに辛気臭くなってしまうかもしれません。あるいは逆に見つけにくくなってしまうかもしれない。いっそ、暇つぶしくらいに思ってみたら。目的や意味から自由になってみたら。そこにはまた別の答えが見つかるのかもしれません。

「妻はお嬢様育ちだし、子供はそんなつもりがないのに箱入りになっちまった。だからこういう深い話が苦手なのよ。だから久方ぶりに面白い話ができたよ。まるで大学生の頃の、青っちょろかった自分を思い出すよ」

大学生時代の福山さんは早く社会に出たくて出たくて仕方なかったそうです。必ず社会で受け入れられる、絶対に成功すると信じて疑いませんでした。

「でも結局俺たちは、この世界に踊り続けるしかないのかってね。目標とか夢とか希望とか、生きる意味とか、そんなものにときにきりきり舞いして、鼻先を持って行かれてね。それが真実なんだと思いますよ」福山さんは深い深いため息をつきました。「いやあ、難しいね。人生って。ほんと、何かの上で踊っているのが人生かって、そんな気がするよ。踊り続けるの」

『君がいたから』という曲にそのような歌詞があったと私は思い出しました。それを伝えると、福山さんはニヤリ、「ああ、あったね。確かＺＡＲＤの坂井《さかい》泉水《いずみ》作詞のでしょう？」

『君がいたから』の〝踊り続けるしかないのか〟には続きがあったはずです。『この世界に踊り続けるしかないのか。心の中に君がいたから』と『この世界に踊り続けるしかないのか。（でも）心の中に君がいたから』。歌詞カードによっては（でも）が付いているものと、いないものがあって、話題になりました。

「それさ、俺は（でも）がないほうだと思うね。君がいたから、踊り続けるんでしょう？　そんな特別な女性にさ、振り回されるんだよ」

福山さんの調子が戻って来て、私は嬉しく思い、言いました。

「この〝君〟ですけれども、〝意味〟でもいいのかもしれませんね。さっき福山さんが言っていた〝生きる意味〟でも。それが心の中にあるから、私たちは踊り続ける……」

福山さんは目を大きく見開き、快活に笑いました。

「ありがとな。踊りをしめる覚悟も出て来たよ」

半年後、福山さんは逝かれました。どこか力の抜けたていで、ご本人いわく好き放題した半年でしたが、心底自由を楽しんでいるようにも私は感じました。

24　正しい答えを手放す

とても優しい父でした。母は厳しかったけれども、父はいつもにこにこしていて——早苗さんは、正臣さんの隣で自分に言い聞かせているようです。「でも、いけないことをしたときは、本当に怖かった。だから思春期の頃は、ぶつかり合うこともありました」

早苗さんは正臣さんを見ます。正臣さんは眠っているようです。

「もう母もいませんから、私一人で決めねばなりません。相談できる人がいないって大変なことですね」

四十代の女性ですから、早苗さんも様々な経験を積み重ねていらっしゃいます。それでもなお、家族のことを決断するのは大変です。

早苗さんの父、正臣さんは脳腫瘍の終末期でした。膠芽腫《こうがしゅ》という非常に難しい病気です。腫瘍は左大脳半球を広く覆っていました。

ほとんど眠って生活をされています。食事も摂れません。主として点滴で栄養が投与されていました。

「いろんなことを決めなくちゃいけない。そう思うんです。しかしそれが父の命と関係しているって思うと大きなストレスなんです。逃避じゃないけれど、楽しかった昔の記憶が次から次へと浮かんで来て……。父の実家の田舎に家族三人で行って、私が虫取り網を持って父と昆虫採集をしたりとか、家族で海に行ったときの海岸線だとか――」

夕方の部屋には、長い影が差し込んできていました。それが早苗さんの顔に深い陰影を与えていました。

「私、医学ってもっと確かなものだと思っていました。絶対というのがないことは知っています。それでも絶対に近いってことはあるのだと思っていた……」

膠芽腫は厳しい病気です。もちろんどんな病気でもそうですが、どんな人にも一〇〇%回復する治療法はありません。身体が弱っていればどんな治療でも助からないことがあります。最初に病気がわかったときから手の施しようがないほど病気が進行している場合もあります。

「壊れていく父親を見るのはつらかったですね」

脳の進展した病変は、次第に正臣さんの人格にも影響するようになりました。怒りっぽくなったり、我慢することができなくなったり。声を荒らげることが少なかった父親が、言葉を極めて早苗さんを罵ったとき、彼女の糸が切れてしまいました。しばらくお見舞いに来ることができない時期もありました。

「世の中って、実はこんなに不確かなんだと思いましたね。普通、誰もが家族は少なくともしばらくはこのままだと思っているじゃないですか？　人格にも影響するような病気になって、本人も周囲もまるで変わってしまうなんて考えられやしない。今となっては滑稽ですが、そんな風に私たちは不確かなものを根拠もないのに、絶対的なもののように信じているんですね」

彼女はさみしそうでした。

幼い頃の、あるいは積み重ねて来た父親との温かい記憶。それがある日から突然粉々に破壊されたかのように彼女は感じたのでした。悲しみが心を覆うたび、なぜか繰り返し、あの風景が浮かんできます。

――パパ。

肩車の上、両足の下には正臣さんがいます。

――高くて面白い。

――そうかい。じゃ、ほらっ、走るぞ。

遠くから母親の光子さんの声がします。

――ほらっ、お父さん危ないわよ。

夕暮れの、トンボが飛ぶあぜ道を家族で歩んだあの日……。

「そんな日々が続くと思っていたのに、本当に悲しいです」

世の中には、不運のくじがあります。誰かが悪いわけでは決してありません。

しかし、そのくじに当たってしまうことがあるのです。

それを私たちは意識しないだけで、誰かは当たって大変な経験をされているのです。

当事者にならないと、張り付くような苦しさはなかなかわかりようがありません。

けれども、そんな苦難と対峙している人が、この世界の至る所にいるのは事実なのです。たまたま自分や家族が当たっていないというだけで。

正臣さんは、もう自力で栄養を摂取することはできません。生きるためには、何らかの方法で栄養を入れねばなりません。医学的に言えば、消化管を活かす栄養法である、鼻からチューブを入れる方法や、胃ろうがいいことは明白です。

一方で、命はもうあまり長くありません。鼻からチューブを入れる苦痛や、身体に孔《あな》を作ることに、早苗さんはどうしても首を縦に振れないのでした。

多くの方と同様に、この病気が進むまで、早苗さんと正臣さんは延命治療をどうするかについて話し合ったことが、残念ながらありませんでした。

実際に病気になってからでも、食べられなくなったときの対応を、家族でもなかなか聞きづらいものです。

正臣さんの場合、結果的に点滴による栄養がとりあえず始まることになり、早苗さんは消化管を使った栄養法について医師から勧められました。

しかし彼女の迷いは消えませんでした。

医学的には、栄養を補充してあげることは大切ですが、彼はもう治る見込みはありません。ずっと寝ているような状態です。栄養を何とかしてでも補給しようとすることは、彼の意思に背くのではないか、そのような思いが湧いてくるのです。振り払っても、振り払っても。

そんなとき、私たちはよすがを探すでしょう。

何かこういうシチュエーションのときのことを話していなかったか、その記憶を探るのです。

残念ながら、早苗さんは何も直接的なものは思いつきませんでした。ただ、いつもさりげなく見ていて、迷ったとき、あるいは間違えそうになったとき、結果自体では決して怒らずに、そこに至る経緯を厳しく見て助言していた父の姿を思い出したのです。

――お前の好きにしたらいい。答えを出すことにこだわるな。答えより、どうやったかが大事なんだ。

幼い頃、早苗さんの言うことを何でも「うんうん」と聞いてくれた父でした。

肩車、両足の下で揺れた父の頭、それはまるで頷くようでもありました。

その脳内に今、病魔は巣食っています。

「私が完全に間違っていました。正しい答えがあって、それを選ばなければいけないと思っていました。でも大切なことはそうじゃない。父にとってもっともよい結果を出そうと囚われている自分が間違っていると思ったのです。悩むことに意義がある。十分に悩みました。答えは今もってわかりません。ただ感じるままに選ぶ。正しい答えを出すことから自由になる、そのことが大切だって気づいたんです」

確かに、いくら理屈で考えても、変数が多すぎて、人が死ぬこと以外は絶対が少ないこの世は、予測通りいかないことも多く、正しい答えを出すことばかりに執着すると結果に苦しむこともあるでしょう。そうではなく、答えを出そうとするプロセスが大事だと、彼女は改めて気づいたのです。

――パパ、トンボが飛んでるね。

――ああ、とってもきれいだね。

頭上の早苗さんを見上げる父の顔が、微笑んでいました。早苗さんは、横たわる正臣さんの顔に、それを見たのです。

数週間後、正臣さんは亡くなりました。優しい眼差しで見つめる早苗さんに見守られながらの旅立ちでした。

25 人の悪口を言わない

本当に飽きることもなく、同じことばかりしていますよね――五十代女性の山下さんは、テレビを指さしました。某国の立法府は今日も大荒れで、その様子が映し出されていました。「悪口とか争いとかばかり」

山下さんは高度進行子宮体がんの患者さんです。衰弱も進んでいました。

「少しでも世の中をよくしようと思っているならばいいですが、私利私欲ばかり。世のためにと思っているのはそうかもしれません。しかし、その奥に潜んでいる気持ちに無自覚なことはすごいと思いますね」

「純粋な気持ちではないですか？」

「ええ。揚げ足取りとか、そういうのばかりですよね。本当に嫌になります」

よくしようというよりも、時としてパワーゲームに陥るのが人の世。その勝者が世界を動かし、時に間違った方向に大きく振れ、多くの罪なき命が失われる。確かに、それは世界でしばしば認められるもので、これからもそうなのでしょう。人が人である限りは。

彼女は苦虫を嚙みつぶしたような表情で続けます。

「私の職場でも、男性たちは下らぬ嫉妬で、足を引っ張ることばかりを考えていました。でも女性たちも、負けず劣らずすごかった。狭い範囲で働く者の間で、最も人間関係が熾烈《しれつ》になるって言うでしょう？」

確かにそうです。狭い職場でこそ、ささいな違いが許せず、時にひりひりとする派閥争いやいじめが勃発することはよく認められます。彼女の元の職場もそのようなところでした。

男性の上司は部下に簡単に籠絡されました。だから、いかに上司に気に入られるかが重要で、本当の実力なんて関係なかったそうです。

山下さんがもっとも業績を上げることも珍しくはありませんでした。しかし激しく陰口を叩かれました。

大変だったんですねという私に彼女は首を振ります。「一番どうしようもなかったことは、私自身がそれに染まってしまったことでした」

やられる前にやる——闘いの論理が職場を支配していました。顔つきまで変わってしまっていたと彼女は述懐します。

「母さん、来たよ。あっ、先生、どうもこんにちは」

ちょうどそのとき、娘さんの美貴さんがお見舞いに来られました。山下さんがこれまでの私との会話内容を伝えると、快活な美貴さんの表情が曇ります。少しだけぎこちない空気が流れました。

「悪口ばかり言っていると、不思議と気持ちも攻撃的になるんです。悪口を言うとスッとして気が楽になるような印象があるじゃないですか？　それは一時的な効果にすぎないと思うんです。実際それを私は身にしみて感じた、そう言えると思います」

確かに、言って本当に楽になっているかどうか、微妙なのが悪口なのかもしれません。

もちろん少しだけ述べることも必要だと思いますが、それに囚われてしまっていたらいけません。

「あの時期の母さんは、ほんとひどかったよ」

美貴さんが悩んだ表情で、言葉を探すようにしながら言いました。「そんな職場の雰囲気を家に持ち込んでいるように思った。父さんも私も叱られてばかりで……。これっぽっちも父さんのことは擁護できないけれども、父と母が別れたのは、母のせいも大きいと思うんです」

山下さんは離婚を経験していました。原因はご主人の浮気と伺っていました。美貴さんが言うあの時期、山下さんは家庭で口を開けば、悪口や小言ばかりでした。美貴さんは友達の家に泊まって何日も帰らなかったこともありました。

「私も思春期でしたから、激しく抵抗しました」

山下さんは美貴さんが帰らないことも含めて、ご主人を責め、なじったそうです。

「そんな父も家に帰らなくなるのは当然だと思います。そして他に女性を作ってしまった」

気持ちの強い山下さんは、窓の外を険しい顔で見ています。ただ、微かな眉の動きに、彼女の後悔は表れていました。

「他の女性を作った父は最低だと思います。だから母のもとに留まることにした。でも人の行動には理由がある、私は母の姿を見て、それがよくわかりました」

「悪かったわね。でも確かにあなたの言う通り。私は闘うことが何かを変えることだと思っていた。そんなぶつかり合いの中から、本当に素晴らしい関係やものが生まれると思って疑わなかった。その挙句が……」

美貴さんは、山下さんの姿にいろいろ教えられたそうです。悪口で楽になれず、自らの身を損なう。闘いはときには必要だが、闘ってばかりでは自身や味方を損なってしまう。そう、反面教師として――。

窓の外を見ていた山下さんが向き直りました。

「先生ね、確かに巨悪や真の悪を倒すためには、闘うことも必要だと思います。でも身の回りのことに、実は目くじらを立てなくてもいい。そんなことになかなか気がつけませんでした。人は違って当たり前。なのに、いつも悪口を言っていると、その言葉自体にさらに腹が立ち、攻撃的な気持ちがかき立てられて、さらに闘いを誘ってしまうんです」

私は黙って頷きました。山下さんが続けます。

「闘わないで、皆が勝つのがもっとも素晴らしい解決。そのためには根底に愛、ささいな違いを赦せる度量、忍耐を持つ。それがもっとも大切だと思うんです」

脇を見ると、美貴さんが泣いていました。

「母さん、大丈夫。今の母さんは、それができているんですよ……」

「ばあちゃん、こんちはー」

美貴さんの息子、十歳の春馬くんが部屋に入って来ました。山下さんと美貴さんの顔を見て、目を白黒させました。

「あれ、母ちゃん、ばあちゃん、なんで泣いてるの？」

美貴さんは涙を拭います。

「春馬は、ばあちゃんのこと好きでしょう？」

「もっちろんだよ。ばあちゃん優しいから！」

「先生ね、この息子、本当にしょうもない息子なんですよ。私に似て、できが悪いの。でもね、母さんがいつも褒めてくれるから、『ばあちゃんに頑張ってるところ見せるんだ』ってね。鉄棒でも、九九でも、何でも人よりできるのが遅いのに、母さんに頑張りなと言われると何度も何度もやるんですよ」

「ばあちゃんのこと好きだよ。母ちゃんと違って、褒めてくれるから」

山下さんは目がなくなるくらい笑顔で、春馬くんを見て言いました。

「春馬、ばあちゃんと母さんの役目は違うからだよ。私もあんたの母さんが春馬くらいの歳のときは厳しかったよー。母親ってのはそんなものなんだよ。でもあんたがそう言ってくれて、ばあちゃんは嬉しいよ」

春馬くんは山下さんに抱きつきます。柳のような身体は大きく揺らぎましたが、山下さんは笑顔でした。

「人の悪口ばかり言ってたらダメ。人のいいところを見てあげられるような大人になりなさい、『ばあちゃんのように』ね」

最後は皆で笑い合いました。

人間関係編

26　子供を遠くから眺める

私、子供なんかいなければよかったんです――鈴木さんは痩せこけた頬を上気させ、哀切な目を私に向けて訴えます。「こんなことになるのならば、子供がいなければ」

鈴木さんは四十代の末期子宮頸がんの患者さんです。命はおそらくもうあと一、二カ月というところに迫っていました。

彼女はシングルマザーです。翔太さんという、十九歳の息子さんがいます。頼る家族、親族もいない中、女手ひとつで育てあげました。その翔太さんのことが、鈴木さんは最後まで心配で心配で仕方ありませんでした。

「病気とか、お金とか、死ぬこととか、そういうのが気になる人は多いでしょうね……」

彼女は暗い光を帯びた目で、まるで他人事のように呟きます。

「私はやっぱり息子のことなんです。十九なのに本当に頼りにならないのです。私が病気のことを言っても、黙っているだけ。相槌《あいづち》しか打たないんです」

相槌しか打たないのは、実は頼りがいがあるのではないか――相槌が仕事のひとつである私の脳裏には、その仮説が一瞬よぎりますが、今は鈴木さんが話す番です。

「大学に在籍しているんですが、行っているんだか、行っていないんだか。しょっちゅう家にいます」

私も似たようなものでした――と、つい口を開きかけて、それは何の説得力もないことに気がつきます。

「一番はあんな頼りない息子を一人にして……逝くことです。あぁ……」

愛している息子さんを、鈴木さんの言う頼りない息子さんを置いて別の世界に旅立たねばならないこと。それが鈴木さんの苦しみだったのです。

確かに、鈴木さんからすれば、まだまだ頼りない息子さんなのかもしれません。まだまだ庇護が必要だけども、自分はもう逝かねばならない。母親としては間違いなく苦悩なのでありましょう。

一方で私の中では、「息子でもある私」が首をもたげました。

「ただ、どうでしょうかね、私が十九歳の頃は、確かに頼りなかったですけれども、でもそれほどでもないと言いますか、大学もその、適当に行くのをセーブするというか、ははは。でも徐々に、何と言いますか、男の子は一人前の男性に育っていくんじゃないかなって気がします、私の個人的な経験では」

「先生が慰めてくれようって気持ちはわかりました。でも私、そんなのを信じられるくらいうぶじゃないんです。と言いますか、うちの翔太のヌボーッとした感じは、もう本当に不安なんですから」

取り付く島なし。

病状が徐々に進む中で、鈴木さんはずっと息子さんのことを案じ続けていました。そんなある日のこと、とうとうがんの進行によって足腰が弱ってしまい、自宅での生活が困難となり、入院することになりました。

鈴木さんの脇に付き添って来た翔太さんの姿を見て、私は驚きました。長身でお洒落な眼鏡をかけた落ち着いた若者がそこにいたのです。頼りない、頼りないと鈴木さんが連呼してきたイメージと、あまりにかけ離れていました。

先生、いろいろありがとうございました——絵になる、翔太さんの綺麗《きれい》なお辞儀。頼りないというフレーズがますます遠くなります。

「すみません、先生、なにせ僕も初めての経験なので、自分がどう振る舞ったらいいのかとか、何をしたりすればいいのか、母に何をしてあげればいいのか、できればアドバイスをいただければありがたいです」真摯《しんし》な姿勢、まっすぐな瞳、美しいお辞儀。なんていい息子！　私は飛び上がらんばかりでした。

一緒にいた看護師もまったく同感だったようです。部屋を出ると感心することしきりでした。


翔太さんは私に話してくれました。

「母の病気のことはよくわかっています。自分でもいろいろと調べて来ました。母は、一生懸命に僕を育ててくれました。父親がいない分、母は父親でもありました。僕には弱いところを見せられないのだと思います。僕のことは――。きっと頼りないと思っているんじゃないかな。頼りない僕に、強い母でありたいんだと思います。弱みを見せられないところがあるから……。だから僕は母に何も言いませんでした」

そんな鈴木さんが初めて口にした言葉があったそうです。

「〝苦しい〟って言ったんです。だからこれは尋常ではない、もう一緒に……過ごせる時間は長くないってわかりました。だから母を連れて来ることにしたんです。僕は……お医者さんや看護師さんではないですから、何が母にできるかわかりません。でも最後まで付き添いたいと思っています」

鈴木さんは病気の進行とともに、眠っている時間が増えていきました。呼びかけても起きないときもあります。

私は看護師と相談し、ある日こう呼びかけてみました。

「鈴木さん！　あの、できれば私たちに、子育てを教えてください！」

〝子〟というフレーズに反応したのか、鈴木さんは眠そうな目を開きます。

「あ、先生、だから息子は……」——まだ混乱しているようです。

「鈴木さんね、息子さん、本当にいい息子さんですね。頼りなくなんかないですよ。頼りがいあります。間違いない」

「息子が？」

鈴木さんの頬にツーッと一条《ひとすじ》の涙が流れました。

そして、翔太さんが手厚く見守る中、鈴木さんは旅立たれました。

少しだけ安心したような表情であったと、私も翔太さんも感じました。

27　親の期待を踏み外す

木村さんは、事業家の家に育ちました。長男だったこともあり、まるで帝王学のような教育を受けました。

幸いにして小さい頃からその能力をあらわし、大学卒業後に父親から会社を任されて、経営も軌道に乗せました。

ある日、咳が頻発するために病院を受診します。待っていたのは無情な診断、肺がんステージⅣというものでした。まだ四十代前半なのに、です。

木村さんは際立って理知的でした。受け止めきれない運命を、懸命に理性の力で受け止めようとしました。

「この歳で、治らない病気ってのは正直キツイですね」と苦笑しながらも、「でもまあ、仕方のないことだとも思います。亡くなる人はたくさんいる。自分にそれが当たったたってことだと思っているから……」

もう根治することがないのをよく理解していたこともあり、彼はそれほど治療には熱心ではありませんでした。「もうどうやっても完全に治ることはない。それはよくわかっています」

彼には夢がありました。会社をより大きくする、増やす、という夢です。それが完全に断たれてしまいました。大きな目標を喪失してしまっていたのです。

しかし、現実的な経営者である彼は、絶望に沈んでいるわけにもいきません。自分がいなくても会社が回るような手立てを矢継ぎ早に打ち出します。そんな希有の能力を持っている方でした。もっとも、木村さんが死にゆくことを受け止められないのは、木村さんご自身ではなかったのです。

おい、譲司、もっと頑張れよ——何度となく木村さんをそんなふうに激励していたのはお父さんです。無理だと木村さんが答えても、お父さんは引きません。

「何を言っているんだ！　たくさん食べて、早く元気にならなきゃ！　病気に負けてたらダメだ！　気持ちに隙があるから、病魔に付け込まれるんだ！」

ピシッとしたスーツに整えられた白髪、厳しい目つきをした七十代のお父さんは、木村さんのベッドの脇に仁王立ちしています。木村さんが改めて病状を説明し、根治しないことを説明しても、お父さんは聞く耳を持てないようです。

「やめろ！　あの有名人のＫさんだって、全身がんといっても長生きしているじゃないか!?　お前にはまだまだ頑張ってもらわないと！」

お父さんが帰られると、木村さんはぐったりとした様子でした。「いや、さっきは失礼しました」と謝る彼の傍に、私は腰を下ろしました。木村さんはお父さんとのご関係の一端を話してくれました。

「俺、結構、親の言うことを守って来ました。学校だって、大学だって、仕事だって、『これがいいんじゃないか』って親が勧めるものをやって来ました。だから、そういう意味では親孝行だったんじゃないかなって思います」

十二分に親孝行だと思うと私は伝えます。

「でもね、先生、世の中って不公平だよね。俺は、親の言うことを守って来たから、親からするとそれが当たり前なのかもしれない。実は友達で、さんざん親不孝をして、最近実家に戻って来たのがいるんだよね。そうしたらそこの親は、『なんて親孝行息子だ』

と泣いているっていうんだよね」

「うーん、難しいですね……。普段ちょっと悪いくらいの人がたまにいいことをすると、評価がすごくよくなるっていうのと似ていますかね」

「そうそう、そんな感じだね。でも俺なんか散々親孝行したと思うんだ。そろそろ自由になってもいいかなと思うんだけれども」

自由になってください――私は即答しました。

それでも木村さんは、先に逝くのは親不孝だという考えが頭から離れないようです。

私はもう一度言いました。

「十分親孝行です。自由になりましょう」

自由という言葉に少し気持ちが奮わされたのか、木村さんはやや生き生きとした表情になりました。「いいね、自由って。じゃ、そうしてみよう」


木村さんは、病気をとことんよくしてから退院してほしいという父の望みを退け、ご自宅に戻られました。すがすがしいお顔はまるで病気がなくなってしまったかのようでした。

彼はやりたいことだった旅行にすぐに着手します。会いたい人や恩人などに連絡を取り、日本中を行脚もしました。

決意を固めてからの彼は、がんの進行が本当に止まってしまったかのような印象を感じさせました。以前はこうだったのだろうと思わせるに足る、精力的な様子でした。

数カ月後、いよいよとなった彼と、私は再会しました。

先生、楽しかったよ。生きていてよかった——木村さんは微かに舌を出されます。

「親父の言うことを聞かなくてよかった……。自由だったなあ……」

確かに彼は、親が願うかたいレールの上を生きてきました。

彼ほどかたいレールではなくても、親から期待や希望をかけられ、そこからはみ出すことができない人はたくさんいるのかもしれません。

そこから少しははみ出してもいいのではないかと思います。なぜなら、私たちは自分自身の人生を生きているのだから——。

「譲司ーっ！」と叫びながら、お父さんが部屋に飛び込んできました。姿勢は以前のようにスッとしておらず、折れ曲がり、髪も乱れています。そんなお父さんに木村さんが声をかけました。

「親父、ありがとな……」

途端、お父さんは目に涙をドッと浮かべ、ベッド脇に崩れ落ちました。「すまん、すまん」と何度も謝ります。「俺が、お前を失いたくない、それだけだったんだ……。お前には俺が死んでも生きていてほしい、だから逝かないでくれよ、お願いだ」

「……親父、悪い。それはもう無理そうだ……。でも俺も頑張ったと思うよ。親父は幸せだったろう？」

木村さんが精一杯の笑顔を作ろうとするのを見て、私も涙が出そうでした。お父さんはもう号泣です。

「お前は日本一親孝行だった。ありがとう！」

やがて起き上がったお父さんを、木村さんは既に力を込めることができなくなった腕で必死に抱きとめて、泣きながら苦笑いしました。

「親父、重いよ……手がかかる親だね、本当に……」

旅立ちの朝、微笑む木村さんを、お父さんは直立姿勢で見送りました。

28　誰かの考えにとらわれない

誰かの言葉を信じ　誰かの手の中にいる　最後は一人なのに——六十代後半の女性、勝田さんが呟きました。彼女は末期の胃がんの患者さんでした。

私が復唱すると、彼女は抑揚をつけてこの言葉を繰り返します。私には思い当たることがありました。Do As Infinity の『柊』の歌詞です。年齢とは似つかわしくないように思える選曲に、少し驚きました。

「こんなおばちゃんが聴くと思わなかった？」

「あっ、いえ……。でも一瞬そう思ってしまいました」

「あのフレーズは秀逸よね」

〝誰かの言葉を信じ　誰かの手の中にいる　最後は一人なのに〟

勝田さんは、地方出身の方です。

お孫さんもいて、ご主人に娘さん夫婦、お孫さんらと同居していました。今どき珍しい大家族でした。

だから、〝最後は一人〟という歌詞が、少しだけミスマッチでした。

そこに私が水を向けると、待ってましたとばかりに彼女は語り始めました。

「先生ね、私は子育ても終わって、孫もいるでしょう？　だから、いろんなことから解放されているって思うでしょう？」

一般的にはそうでしょうが、例えば歳を取っても、子供が独身でやきもきしたり、孫の成長が気になったりする人もいることを、私は知っています。「なかなか思うようにならないことは耳学問で聞いています」

「それは先生の言う通りですよ……。これくらいの、人生の終わりがもうすぐそこに見えるようになるとね、いろいろなことを考えるんです。そうすると様々なものが見えて来るんです」

どんなものなのか、私は尋ねました。

「それはね、人は常に『誰か』に縛られて生きているということ――」

彼女はある田舎に生まれ育ちました。両親は厳格で、大事な価値判断の基準は人から後ろ指をさされないこと。二言目には「近所の人が見ているから」と言われていました。

地域には出る杭は打たれる風潮がはびこり、お互いに足を引っ張られたくない思いも強く、どの家も目立たないように暮らしていましたが、彼女自身はそんな状況を滑稽に思っていたそうです。

勝田さんは五人きょうだい。家の中では両親と一番歳の近い三歳上の姉の言うことがすべて正しいと思って育ちました。特に両親の考えで培養された強者の三歳上の姉は、勝田さんの〝最初の基準〟だったといいます。その考えや振る舞いを模倣して成長していきました。

ただ、誤算が生じます。その姉は勝田さんによれば、〝ど〟の付くほどの優等生。勝田さんとは正反対の性分で、真似などできるはずはありませんでした。

「両親や姉によるマインドコントロールっていうの？ そういう時期が長かったわ。でもあるとき気がついてしまった。近所や家族からの評判、評価を気にする生き方は、私と合っていない。そのときが最初の、極めて心の内側の問題だったけど、しがらみから自由を勝ち取るための闘いだった」

闘いの結果はどうだったのでしょうか。手を焼いた両親は、高校を卒業した勝田さんに縁談を持って来たといいます。親戚にまで協力を求めて、日々説得されました。

「怪しい宗教って、こういうふうに洗脳するのかってくらい。あるときは伯母さん、あるときは叔父さんって。田舎だから親戚がやたらに多いのよね。波状攻撃もあれば、包囲作戦もある」

勝田さんは〝単騎突撃〟で家を飛び出したそうです。最後は両親から絶縁状まで出されながら。

どちらかと言えば小柄で温和、お孫さんからは「ばあば、ばあば」と呼ばれては目尻を下げる勝田さんが、まさかそのような方だとは思いませんでした。

しかし、彼女の闘いの本番はその先にありました。結婚して、彼女はご主人の社宅に住むことになりました。そこでも、近所の目を気にした生活が始まったのです。

社宅にはご主人の上司の家族も住んでいました。上司の奥様は洋子さん。モデルのような美人で、社宅の奥様たちのリーダー的存在だったそうです。皆から羨望の眼差しを、当初は向けられていました。

ある時、会社で勝田さんの夫が昇進し、同時期に勝田さんの上司が失敗の責任を取って左遷されたことがあったそうです。

「その頃からどうも私や夫の悪い噂《うわさ》が流れるようになったのよね」

噂の出処は洋子さんでした。振り返れば、それまでにも変に嫌われてしまう奥様がいて、家族ごと社宅を出て行かざるを得なかったり、皆からいじめのような態度をされたりすることもあったといいます。

「そのときは気がつかないのよね。あの方に問題があるから、嫌われるのだろうと。でも後から考えると、すべて洋子さんが関与していたのだと思う。見えないところで動きを作る天才だったのよね」

洋子さんは〝謀略家〟でした。

「ちょっと陰湿だった。私も含めて、多くの奥様が洋子さんには私淑していたから、裏切られた、騙《だま》されたって思いはとりわけ強かったわね」

ご主人の左遷の影響で、その洋子さんの力も失墜すると、奥様連中にはいくつか小さなグループができました。

「さながら戦国時代のようになったのよ」

懐かしむ勝田さんは元々歴史好き、いわゆる「歴女」です。勝田さんのご主人も頑張りました。会社で偉くなれば、社宅で逆境にある勝田さんの立場も少しでもよくなるのではないかと。結果、ご主人が取締役まで上り詰め、社宅での勝田さんの立場も楽になったといいます。

「でも洋子さん派のあの手この手の嫌がらせは厳しかった……。ただ、こうやって考えて来ると、ほんと無駄なことが多かったと思います。人のことでこんなに悩んで、それも無駄だったし、あとは誰かに踊らされることの悲しさね。だから、さっきの歌詞が心に刺さったわ」

すべての人が最後は一人なのに、誰かの手中にある悲しさ。そこから自由になれば、もっと別の世界が待っているかもしれない——勝田さんは心の底からそう思ったそうです。

「でも一人なんてさみしいこと言うなよ、私や娘や孫もいるんだからさ」

いつの間にか、部屋にいたご主人が言いました。取締役にまでなった方だけあって、さすが気の利いた言葉かけ。それでも勝田さんは譲りません。

「最後は一人で逝くしかない。あなたが一緒に死ぬわけではないからね。それなのに生きている間中、人に踊らされて、誰かの考えにばかり左右されるのは自由ではないわね」

そして、勝田さんはご主人に感謝の言葉を伝えました。

「私は親元から決死隊で打って出たときに、本当に生まれて、そしてまた同じく一人で打って出るときに、人生が終わると思います。あなたや他の家族と会えて、一緒に進めてよかった」

数カ月後、勝田さんは人生最後の突撃を敢行しました。ご主人、娘さん、お孫さんたちが、その勇士の姿を確かに見届けたのです。

29 愛にこだわらない

四十代女性の戸崎さんは乳がん末期の患者さんです。

彼女のご主人は本当に献身的な方で、仕事もしながら家事もやり、二人のお子さんの世話もし、妻を支えられました。しかし、あるとき、浮かない顔で仰います。愛じゃないんです、義務感です――そこに愛はない、ということを苦しそうに打ち明けられました。

義務感でいいのではないか、と私はお伝えしましたが、ストイックな彼はそれが許せないように見受けられます。義務感なんです、ということを繰り返されました。

ご主人によれば、夫婦間は長年不仲だったそうです。

彼も大病をわずらったことがありました。だが、奥さんはほとんど病院に来ず、温かい言葉もあまりなかったといいます。

彼の中では、愛はとっくの昔に、波打ち際から外海へと運ばれてしまっていました。離婚を考えた回数も、両手の指の数どころではないと言います。

「ただ突然、こんな病気になってしまって……。やらないわけにいかないから」

そうした状況の中でよくやっていらっしゃると私が言うと、彼は言下に否定しました。彼は「よくやっている」と言われることが苦手でした。そう言われるのに値するのは、ちゃんと愛情がある場合だと思っていたからです。

「ちゃんと濃《こま》やかな愛情があって世話をしているのならば、言われてもいいでしょう。私の中に愛は不在だとしか言いようがありません。ほとんど、いやおそらくは一〇〇％義務感なんです。愛が湧いて来ているというわけでもありません。やるべきことをただやっている、というだけです」

戸崎さんのほうはどうだったか。

彼女はご主人にとても感謝していました。「よくやってくれていると思います」迷惑をかけて申し訳ないという気持ちは常にあったと思います。それでも、文句も言わずに一生懸命家のことや家族のことをこなしている彼に、彼女は心から感謝をしていました。

あるとき、またこの話が出た折に、私はご主人に言いました。「愛は与えなくても、そこにある、というのも許容されるものなのではないでしょうか？」

「先生、それはMr.childrenの歌ですか？」と真顔でご主人は尋ねられます。確かに似ています。

「昔、カラオケが今より流行っていた時代、まだ結婚していない家内と歌ったことを思い出しました」

少しだけご主人のお顔が緩みました。

私は以下のことをお伝えしました。

――「好きで好きだ」という種類の愛とは違った力を交わし合っている、重病の患者さんとその配偶者は、実はたくさんいる。

生まれたばかりの愛と異なり、愛も育ち、熟し、老い、いつしか人間愛に近い普遍的なものへと夫婦愛が進化することは、たくさんの方々を拝見して来て、よく見受けられるものです。

結局、愛は広いものなのではないか。それは波打ち際を行ったり来たりするような初期の愛もあれば、総体としてはどしりと地球に存在してすべてを包摂している海のようなものもあるのではないか――。

少し抽象的な話になってしまっていることを私は謝り、続けました。「ただ、海のように広大である愛は、様々なものをまた許容する広い心を持っているのではないか、と私は思うんです。見守るのだって愛、子供に適切に厳しくするのも愛、感謝するのだって愛、そして――」

「もう、先生、大丈夫です」と話を遮るご主人。それでも私は続けました。おせっかいとの境界線を既に行ったり来たりしていることを認識しながら。

「義務感だって愛。ちゃんと相手に感謝されているけれども、『そこにある』という扱いだから、愛には思っていない。気がつかないことも、また愛。私は、無理に与えようとしない、自分にできることを自分のできる心持ちのままで行うということは、立派な愛だと思うんです」

もうやめてください——涙があふれそうになり、ご主人は目頭をそっと押さえました。

「でも、ありがとう、先生。少しだけ楽になった気がします」

それでもまだ義務感なのだという思いと、それを愛と呼んでもよいのかという新たな感情、それに彼はその後も葛藤されているようでした。

私たちは普段歩こうとするとき、歩くことをことさらに意識することはありません。逆に「こう歩こう」と意識しすぎると、ぎこちなくなってしまうことがあります。

愛を与えたい、あるいは愛をもらいたい。そう思えば思うほど、そこにある愛を感じ合うことができなくなってしまうのかもしれません。愛は慈悲深く、多くを愛として呼称することを許してくれるのではないか、私はそんなとりとめのないことを思いました。

ご主人は、きっとその後も、義務感と愛の問題に悩むことはあったのだとは思いますが、それを口にすることはありませんでした。

戸崎さんは私たちに、ご主人に対する感謝の言葉を、何度も口にされていました。

愛にこだわらなくても、少なくとも私が見受けるに十分以上の愛が存在した終末期であり、その中で戸崎さんは穏やかに旅立っていかれました。

30 嫌われることを恐れない

こんなにあっけなく人生が終わるなんて——四十代の女性、川島さんは肩を落として言いました。彼女はステージⅣの胃がんです。治療のかいなく病魔の進行は急峻で、彼女は死を濃厚に意識していました。

私には返す言葉が見つかりません。

「まさか自分がってね。死んでゆく人は、まあ、皆そうなんだろうけれども。何か、こんなにあっけないんだったら、もっと違う生き方がよかったんじゃないかなあって、考えると悲しくなって来ますね」

「違う生き方？　違う仕事とか、そんなことですか？」

「違う違う。もっと心の問題よ。そうだなあ、一番は、もっと人の顔色を見ないで、嫌われることを恐れないで生きられたらよかったと思いますね」

彼女の家は、両親が不仲でした。いつも両親は互いのことに腹を立て、事あるごとにぶつかりました。

だから彼女は常に親の顔色を見て育ちました。一生懸命仲裁したこともありましたが、風向きが悪いと、すぐに自分に矛先が向けられます。

彼女は、人から責められないように、それを考えて生きるようになりました。幼少期からの家庭での経験は、学校に行くようになっても、社会生活の上でも、反映されることになります。

彼女はすぐに人の顔色を見てしまいます。だから一歩踏み出すことができません。仲よくなりたくても、嫌われることを恐れてしまいます。

深い関係を構築することを厭《いと》う気持ちもありました。両親のように傷つけ合うのが嫌だからです。

付き合った男性の心変わりもまた彼女にとって深い傷となりました。

いつの間にか、こうすれば嫌われない、こうすればまあ好かれるという振る舞いのみ上達している自分がいました。もはや演技なのか実体なのかわからないくらい、その生き方は自分と同化していました。

けれども、死を眼前にしたとき――。

「なんか、とても虚しかったという気がするんです。確かに人なんて大概は〝立つ鳥何も残さず〟なのかもしれません。だから痕跡なんて残らない。それにしても、自分はとりわけ何の痕跡も残りようがありません」

嫌われずに、そこそこ好かれようと振る舞って来たことを、彼女は後悔していました。そんな自分だから、誰かと深い関係を築くことができなかった、と。

「自分が選んだ道ですが、今このような場においても私の傍には誰もいません……。いや、気がつかなかっただけで、元々誰もいなかったのかもしれません」

「ただ、ご両親とのこともありますしね……」

「でもそれは言い訳だったのではないかと思います。ほんと、死ぬ気になれば何でもできるって、一部は本当だと思います。こんな状況になって初めて変われるかも、というような気持ちとともに、感じたことのない強烈な後悔も襲って来ました。もっと嫌われてもよかったのではないか、と。どうせ死ぬのならば」

一番悲しいのは、嫌われることではなくて、誰の記憶にも残らないってこと——。深い関係になれば、傷つけることも、嫌われることもあったかもしれないが、それでもそのほうがよかったと、彼女は思い至りました。

「本当に難しいです」と彼女は鼻をすすりながら言って、窓の外を見ました。冬の清澄な空気と青い空が広がっていました。

ある亡くなった方から聞いた〝帳尻は合う〟という話を川島さんに伝えました。その方は名の知られた方でした。

有名になれば、その人を応援する人と同時に嫌いになる人は必ず出る。どんな振る舞いをしても、人は印象やちょっとしたことで人を容赦なく嫌いになる。テレビに出ているだけでも、好いてくれる人は増えるし、嫌う人もまた増える。振る舞いでその比率は変わることはあっても、人気が出るということは、必ず嫌われる人や、敵を増やすことでもある。結局、差し引きはゼロ。帳尻は合うのだと——。

彼女は興味深そうに頷いていました。「差し引きゼロだったら、私と変わりがないってこと？」

「もちろん嫌われることを恐れず、ありのままの自分を出してゆくということはとても必要でしょう。しかし、いずれにしても、人は好かれることもあるけれども、理不尽に嫌われてしまうこともあるわけです。だから、やっぱりそんなことを気にしては仕方ない、自分の思うままに生きてゆくのがいいとその方はそのようなことを教えてくれたのだと思います」

「面白いわね。そんな人に私も話を聞きたかったなあ。そしてそうね、差し引きゼロならば、本当にそうならば、思うままに生きたい」

彼女は頷きながら言いました。顔に晴れ間がのぞきました。

「どうか、好きに生きてください。誰もが時間は限られていますが、そうやって思われたのならば余計に」

「ええ。遠慮なく、そうさせてもらいます」

彼女はもう振り返りませんでした。

その後の彼女は、やや毒舌が増えた気もしましたが、世の中の片隅で大勢を見つめて来た方の洞察が、そこにありました。

数カ月後、彼女は身罷られました。自然な彼女はとても魅力的で、多くの医療スタッフに惜しまれながらの旅立ちでした。

31　義務を退ける

私は病室で、金谷静代さんと向かい合っていました。

金谷さんは六十代ですが、お歳よりずっと若く見えます。

六十歳の定年後、さらに数年仕事をなさいました。リタイアして、楽しい余生を過ごすと決意した数年後、重い胃がんが見つかりました。

私が独身であることを確認してから、彼女は苦笑しました。

「じゃあ、家庭持ちの気持ちとか、親の気持ちとかわからないでしょう？　いろいろなものを背負う気持ちって――。あっ、すみません。私、ズケズケいうタイプなんで。不快だった？」

そんなことはないと断ったうえで、私は医者の仕事も命に一定の責任を持つ仕事なので、背負う気持ちがわからないということもないと伝えました。そして、それぞれの立場で、人はそれぞれのものを背負うのではないかと言いました。

金谷さんはたくさんのものを背負ってきました。義理の父の世話、子育て、義母、実母、ご主人の世話、そして最後はご自身……。「あっという間よ。それで仕事までやって来たんだからさ、私も大したもんよね」

それは本当にそうだと思うと、私は言いました。

「必要とされるって嬉しいのよ。でもそれがときに重荷になることもある」

金谷さんのご主人のお父さんはくも膜下出血で倒れました。そのとき、金谷さんは新婚。ご主人の兄弟は遠方で暮らしていたこともあり、金谷さんが同居することになりました。数年間、ご主人ともども仕事をしながら介護を続けました。「義母も頑張っていましたけれどもね。でもまさかすぐに、新婚ほやほやから同居になるなんて思わなかったな」

金谷さんご夫婦はなかなか子供に恵まれませんでした。十年ほどできずにもう諦めていたといいます。

「今から考えると冷静な精神状態じゃなかったのがわかるけれども、張りつくような、子供がほしいって気持ちがあって。焦るけれどもどうにもならない。女性として生まれて来たのになぜって自分も責めるのよね。周囲の無言の圧力も感じた。でもさ、おそらく今のような検査をすれば、夫のほうにできなかった原因があったかもしれないのにね。でも昔は今のような知識がないから、女性に問題があるって思われるし、私も自分を責めたのよ」

何がきっかけか、子供は突然できました。しかも三年後にもう一人。今度は子供一色の生活に変わり、瞬く間に反抗期、受験……。長男は二浪し、長女は現役で通ったものの、最後は兄妹同時の大学受験でした。

「あの頃は、子供もそうでしょうが、私たちの精神状態や金銭状況も黄信号でしたね」

子育てが一段落。ゆっくりできると思ったら、落ち着けません。今度は〝怒濤《どとう》の介護三連発〟が待っていました。義母が脳梗塞で倒れ、次に実母が認知症を発症、そして、ご主人が大腸がん。それぞれへの金谷さんの介護生活は数年に及びました。

「自分自身の時間なんてあまりなかったんですよ。ひたすら、やらなければいけないことをやり続ける日々。もちろん充実していたと思うし、誰かに必要とされているという見方もあるでしょう。恵まれているだろうって言う人もいるでしょう。でもね、それって義務とかやらなくちゃいけないことだとか、日々の業務だとかに、がんじがらめになっていたんだと思います」

確かに、背負うものが適度ならいいかもしれません。それらが二重に三重に重なってくれば、それは何重もの縄や鎖にがんじがらめになっているようなものなのかもしれません。

彼女は私の目をじっと見つめて言いました。

「もっと、できるだけ心の中でも、義務や日々のがんじがらめから自由になる努力が必要だったかもしれない、最近そう思うんです……。死を意識したから気がつけることなのかもしれませんね。もし私が何十年か前の自分に、いや十年前の自分にでも声を届けられるのならば、確実に言うと思います。『がんじがらめをやめろ』って。『少しでも自分が自由になれる時間を増やせ』って」

なかなか難しいものだと呟きながら、彼女は続けます。

「やるべきことをやったから自由になった側面はあるけれども、今は自由です。心の持ちようもあるんじゃないですか？　大変、ダメ、そんなことを言う前に、取捨選択して、要らないものは容赦なくやらなければいいんです。嫌で嫌で仕方ないことをずっとやらねばならないほど、人の人生は長くない」

私たちは、普通に明日が来ることを信じて疑いません。しかし、誰かには明日は来ません。また、誰かにも一年後は来ません。

それがわからないので、私たちはこの世に〝仮の永遠〟を信じて生きます。今日の義務や忙しい日々の生活をこなす中で、やろうとしている仕事や事柄が終わるよりも前に最後が来てしまう人もいるのが事実です。

金谷さんはにっこりして言いました。

「私みたいな経験をすると、寛容になるから、子供たちはいいんじゃないかな？　息子はなかなか結婚できないんですよ。だから息子には結婚から自由になれって言っています。結婚して幸せになるわけじゃなくて、結婚して、忍耐とか様々なことを勉強して、幸せになるんです」

結婚に向く向かないもある。だから無理して結婚しなくていいと伝えているというのです。一方で長女さんは結婚していますが、子供ができにくいようなのです。不妊治療のクリニックにも通っているといいます。

「娘には子作りから自由になれって言っています。私の頃と違って、子供がいないことに後ろ指をさされる時代じゃないでしょう？　いないときは物狂おしいほどほしくなるものだし、それが本能なのかもしれないけれども、子供ができても努力しなければ幸せにはなれないし、いなくても幸せな場合だってある。しなければいけない、やらなければいけない、こうしないと幸せにならないという突き動かされる気持ち……そこで思考が止まっちゃわないで、よくよく考えることが大切ね」

数カ月後、彼女も旅立ちました。

忙しい日々の中、ふと窓の外を見ると、彼女の声が聞こえて来るようです。

「努力している？　自由になるように」

32　夫婦の役割を放つ

世の中に様々な関係はあれども、もっとも接近し、したがってもっとも様々な色彩を帯びるもの、それが夫婦関係でしょう。

「先生、私は何で結婚したのでしょう？」

四十代の久保田さんは、真顔で私に尋ねました。

久保田さんはサラリーマンです。奥さんは専業主婦、お子さんは二人で六歳の男の子と、四歳の女の子です。

彼曰く、平凡な日々が続いていました。社会的な存在としては。

進行腎がんはいつの間にか彼の身体に巣食っていました。病気が自己主張を始めたとき、彼の平凡な社会的生活が終焉《しゅうえん》を迎えてしまいました。

「ストレスががんによくないって言うじゃないですか？　ストレスでがんになるってことはあるんですか？　私もそうだと思うんですね」

がんの原因は複合的です。ストレスそのものでがんになったということはできないと、私は言いました。

久保田さんにとって、穏やかだったのはあくまで外海。内海は大潮が渦を巻く、大変操舵に困難な荒れた海だったのです。

「結婚前は両目を開いて、結婚後は片目なんて言うけれども、それは無理ですよ。女性は本来的に女優だ。そして仮の姿であってもつじつまが合うんですよ。そのとき、そのときで激変しても彼女の中では何の矛盾もない。私からすれば矛盾だらけなのに。あるときは怒られ、あるときは無視される。その違いが何なのか、私にはわからないんです」

暑すぎるくらい温めてくれた南国の太陽は、突然猛烈に降り出したスコールに取って代わられました。久保田さんはため息をつきました。「あの、優しく温和だった美奈子はどこにいったんだって感じです」

元々脳が異なる男性と女性は、わかり合える部分もあれば、そうではない部分もあるでしょう。またそれぞれの性にはそれぞれの、生存し、DNAを残すための最適戦略があり、異なります。

久保田さんは、奥様の美奈子さんに対して以前から理解が難しいと感じることはあったそうです。深刻化したのは、第一子を出産してからでした。

「私としては家のことも結構頑張ったんだ。子育てだってそう。なるべく父親が関わるようにって意識して来た」

それでも、美奈子さんの表情はいつも硬く、久保田さんが何か気に障るようなことをしようものなら、怒声や罵声が相当な音量で飛んできます。

最近になってよく報じられるようになりましたが、出産後の母親にはオキシトシンというホルモンが分泌されます。母乳の分泌と関係しています。

長い間、私たちは生き物として、出産後に子を外敵から守る必要がありました。オキシトシンは、子に対する愛情を深めるだけではなく、外敵から守る攻撃的な要素にも関係しています。

産後クライシスとして知られる、育児が大変な頃に離婚が多いことに関しても、このホルモンの影響により、夫の行動に対して妻が過剰に攻撃し、不仲の原因のひとつになるとされています。

「もっと夫婦になるための基本知識ってのを勉強したかったもんだよね。男だけでも、女だけでもなく、両性でそれを勉強する場がね。そうでなければ、お互いがお互いに求めるだけで、余計にぎくしゃくしちゃう」

久保田さんがもっとも許せなかったことは、美奈子さんが子供たちの前でも久保田さんに罵声を浴びせることでした。

「やめろ」と怒鳴ればエスカレート。「やめてほしい」と懇願しても変わらない。無視すればやはりエスカレート。三択はどれも地雷です。

彼は関わりを薄くすることにしました。彼の中で何かが切れたのです。

美奈子さんは関与が薄くなった久保田さんをますます厳しく責めるようになり、子供たちの前でもそれを強調しました。

ささいなことが大断層に発展してしまう、猛烈な悪循環でしたが、もちろん片方だけが悪いわけではないでしょう。断層は両側に開いていったのです。

「悔しくてね。好き合って結婚したわけじゃないですか？　子供だってかわいい。なのになぜ、こんな疎遠だったり憎しみ合ったりしているのかって」

最近は、母の言葉に影響を受けたのか、息子も娘も久保田さんによそよそしく、怒りの口調で「パパ、もっとママに優しくして」と言われるそうです。

久保田さんは涙ぐみます。「ああ、どうでもよくなって来てしまいました。私たちっていつ死ぬかわからないから生きられるってことありません？　いつ死ぬかわかっていたら怖くて怖くて仕方ない。けれども、私のように死ぬのが近い将来になると、それだけでもつらい。それだけでもつらいのに、家族がいても、まるで一人で死んでゆくような気がして……」

確かに、久保田さんには奥さんやお子さんの来訪が少ない印象もありました。

別のとき、私はたまたま奥さんの美奈子さんに廊下でばったりお会いしました。別室で彼女と話してみることにしました。

久保田さんがお話しされていたことを、彼の味方になりすぎないように、なるべく奥さんを責めないように伝えました。予想以上に奥さんは冷静でした。たぐり寄せるような表情をしながら、さみしそうに言いました。「こういうことって、本当にどっちもどっちなんだなあって――」

美奈子さんにしてみれば、久保田さんこそ昔は優しかったといいます。笑い合っていた頃は、本当に楽しかったそうです。

第一子を妊娠した頃から、お互いのペースが合わなくなりました。してほしいことをせず、やらなくていいことをやる。出産以降も小さないざこざが重なると、熱い罵り合いになってしまう。そんなことが何度も続き、〝もう言っても無駄〟となってしまったそうです。

この二、三年は会話もなく、久保田さんが何を考えているかさっぱりわからないと美奈子さんは言います。がんになっても、久保田さんは病気のことを話したがらないので、何を考えているかが美奈子さんにはわかりません。

「もちろん向こうも話してわかってもらうって気持ちがもうないか、諦めてしまっているんだと思いますが……」

彼女も彼女で、小学生の息子や、幼稚園児の娘のことで日々待ったなしでした。家事をやり、お風呂に入れ、食べさせ、寝かしつけて。ぐったりした頃に、久保田さんがそっと帰って来る。そして自分の部屋に引きこもってしまう……。

「これが夫婦の現実なのかもしれませんが、私も考えてみます。先生からも夫に伝えてもらえますか？　お互い考えなければならないことだと思うんです」

諦め半分、決意半分――不思議な印象の瞳に私は思わず頷いていました。

「先生、いいことがあったんだ」

ある日、久保田さんの病室を訪れると、息が弾んでいました。「子供たちがよく来てくれるようになったんですよ」

ベッド脇のテーブルには、数個の写真立てが置かれていました。美奈子さん似の目元が涼やかな息子の賢君。久保田さん似の、愛嬌があるかわいらしさの美玲ちゃん。久保田さんは特に賢君を溺愛していました。

「息子は特に手がかかる子でね。一晩中抱っこしてたこともあった。最近は抱っこすることもなくなりましたがね。やんちゃでいたずらばかりだけれども、いい奴ですよ。美玲もかわいいよ。でも私はやんちゃでちょっとお馬鹿な息子をついかわいがってしまいますね。だから美玲がむしろやきもちを焼くんですよ。……ああ、ほんと、娘や息子が結婚するまで生きられたらなって、残念ですね。娘とバージンロードを歩く父親なんて楽しそうだったのにね」

久保田さんは久しぶりに美奈子さんと話し合ったそうです。よくも家庭の事情をばらしたなと怖い口調で言われたそうですが。

「妻、泣いていました。怒りながら、涙が垂れているんです、ぽたぽたって。こんなときにまで直接話せない私たちって何って……。もうダメでしたね。私も泣きました。声になりませんでした」

美奈子さんは、「夫婦しよう」と提案してくれたそうです。

「最後だけでもちゃんと夫婦しようって。本当にありがたかった……。でも私はまた違った決意をしたんです」

久保田さんは目に強い力を込めて、私を見つめます。「私は妻から自由になることにしました。私たちは夫婦ってことにこだわりすぎていたと思うんです。夫ならばこうしなければならない、妻だったら当然こうすべきだろうとか。私は妻という考えの奴隷だったのだと思います。美奈子という人間を見なければいけなかった。美奈子と私は確かに、夫婦であることで結びついているように見えましたが、本当に二人を結びつけていたのはそれじゃない」

彼は一瞬間を置いてから続けました。

「それが愛なんだと思います。妻という枠組みから自由になれれば、もっと楽になるんじゃないかって思ったんです。子供が生まれれば、そこに母、父という枠組みまで加わる。そして枠組みに縛られる。でも私や美奈子のように、やるべき仕事を既にやっている場合には、妻、母だからこうしなければならないなどという考えから、自由になるってことが大切なんじゃないかって、気がついたんです」

確かに、それは面白い考えです。そしてまた、私たちは何かから逃げたいと思うと、逆にそればかり考えてしまって、逃げられないことにつながってしまいます。〝妻だからこうあるべき〟という考えから自由になることは、奥さんばかりではなく、自らを救うものでありましょう。

「美奈子と私、賢と美玲。みんなで最後の日々を送りたいと思います」

数日後、厳しい映画監督の撮影よりも多いテイクを重ねる男性がいました。

演技ではなく、リアルでした。「カット、カット！　また失敗!?」とあきれ顔の美奈子さんは、結構楽しそうでもあります。

賢君や美玲ちゃんが大きくなったときのための、パパからのメッセージの撮影でした。

監督兼撮影は美奈子さん、演者は久保田さんです。

「賢、美玲、あのな……もっと一緒にいてあげたかった……。ごめんな。でもきっと、きっと、いい子で育っていると思う」

声がつまり、下を向いてうつむきます。カットという美奈子さんの声が今度はかかりません。涙をあふれさせながら撮っているのでした。

久保田さんは泣きそうなところを踏み留まり、もう一度スマートフォンのファインダーをしっかりと見つめて言いました。

「ママや、皆と仲良くして、どんなときでも前を向いて、しっかり……しっかり生きるんだぞ。パパは見守っているから」

カットのかけ声もなく、久保田さんも美奈子さんも泣き崩れました。そして近寄って、抱き合ったのです。しっかりと抱きしめ合っているけれども、明日にも手を放さなければいけない運命。しかし、不思議なつながりがそこにありました。妻から、夫から自由になったのです。

数週間後——

「パパ、返事してよ」「パパ、いい子になるから、死なないで」

泣き叫ぶ子供たち。美奈子さんも涙を流していましたが、表情には、夫亡き後を子供たちと生きてゆく決然とした強さが、既に現れていました。

美奈子さんは賢君と美玲ちゃんの頭をぎゅっと抱きしめました。その傍らで、今旅立ったばかりの久保田さんが微笑んでいたのです。

33　夫婦の愛を超える

皆さんも私もいつか旅立ちます。その際に、誰が傍らにいるでしょうか？

夫が、妻が。子が、あるいは親か。友人や、居合わせた知人か。

一人で逝くこともあるかもしれません。

多くの場合、医療者はいてくれるでしょう。平和が続く限り、あるいは病死ならば、誰かがいてくれるでしょう。

そのときに、皆さんは自由を感じて、逝けるでしょうか？

最後のお話になります。

白い部屋、白いベッド、白いテーブル――。彼女の座る部屋は、なぜか白がまぶしく感じました。テーブルは整理されて、余計なものはないどころか、何もなく、写真立てなども飾られてはいませんでした。

そこで静かに笑っているのが、桑島優香さんでした。彼女の病気は重い乳がんでした。発症は四十代。治療は数年に及びました。発見時に既に全身に転移が認められたこともあり、完治は困難でした。ホルモン剤や抗がん剤などの治療を受けながら、腫瘍をコントロールする日々が続きました。

それでも病気は、徐々にではありますが、骨や肝臓、肺に転移をし、生命力はじわじわと後退を強いられました。

彼女は依然として気力を失いませんでした。

その力の源泉は何なのでしょうか？

治らないっていうことはわかっているんですよ、十分ね――痩せて、ろうのように白い顔をややこわばらせながら彼女は言いました。「ただ、それでも私には生きなくちゃいけない意味があるんです」

しばしば、それはお子さんだったりします。

私はこれまで何人の三十代、四十代の母を見送ったでしょうか。斜《はす》に構え、素直じゃない、思春期の子の姿に、母は涙し、それでもきっと、いつか親という存在をわかってくれると信じながら、彼女らは逝きました。

幼子を残して逝くのはどれだけつらかったでしょうか？ それでも彼女らはひるまず、自分が旅立つことをお子さんに伝えました。ぬくもりが、どうかどうか残ってほしい。子を強く抱きしめました。子のことを案じ、子と別れるつらさを噛みしめながら、その運命を受け止めて、彼女らは逝ったのです。

桑島さんには子供がいません。一度授かったことがありますが、初期に流産してしまったそうです。

「あのときはショックだったですね……。でも私、よかったと思います、今はね。子供がいたら、私、本当に化けて出るかもしれない。あまりに未練が強くてね。夫のことだけでも、受け入れられないというのに……」

彼女は窓の外を見ました。春の暖かな陽気が窓を透過して伝わってくるかのようです。

春を思わせる旦那さんの郁人さんの姿を、私は思い出していました。

桑島さんたちは職場で出会いました。若くてバリバリに仕事をしていた桑島さんのところに、後輩として配属されたのが郁人さんでした。

長身で体格もよく、見た目は少しいかついのですが、きっちりした髪型と太い黒ぶち眼鏡、童顔――ギャップがなぜか桑島さんの心に響きました。

「どこか放っておけないところがあって……。でも要領はいいの。あっという間に仕事もできるようになって。あとは仕事以外の彼の魅力を知ったから……」

実は郁人さんは仕事以外にもある特技があり、週末は全国を飛び回っていました。

彼女の心は次第に郁人さんに傾いていきました。そんな折に思いがけず、プロポーズされます。

長年のキャリアは、彼女の気持ちを強くし、それはむしろ男性を遠ざけ、彼女もこのまま独身を貫くかと思っていたところの突然の告白だったのです。

「いや、あなただったら、もっと他にいい人がいるんじゃないの？」

当時はもう郁人さんは桑島さんの下から離れていました。ですから部下ではありません。強い姉貴のようにそうふるまってしまう桑島さんでした。本当は嬉しかったのに。

「優香さ……、いや、優香、僕は本気です。そんなふうに、本当は嬉しいくせに、そんなことを言ってしまう君が、僕は大好きなんだ。お願いします」

あまり饒舌《じょうぜつ》な郁人さんではありません。郁人さんのたくましい腕が、優香さんの身体を優しく包みました。優香さんは頷きました。両頬には涙が光っていました。

郁人さんは、結婚後も仕事と仕事以外の活動の両輪を続けました。優香さんによれば、週末婚ならぬ平日婚。ただ優香さんは、郁人さんの子供がほしいと心から思っていました。なかなか子供ができないので、不妊治療のためクリニックにも通いました。

しかし、不妊の原因は検査をしてもはっきりとはせず、治療をしても効果がないままでした。ようやく授かった子も、初期で流産となってしまいました。以後も状況は変わらず、優香さんは郁人さんと何度も話し合いを重ね、二人で生きてゆくことを決めました。

「子供を仲立ちにつながる関係もあれば、私たちのようにつながる関係だってあっていいと思うんです」

経験者にしかわからない、長い長い葛藤と苦悩の末の決断でした。

そしてまた日常がやって来ました。

平日は遅く帰って来ても、必ず二人で夕飯を食べる。あるいは外で待ち合わせをして、外食をし、映画を見たり、ビリヤードをしたり。週末別居婚に近いということは、いい意味の緊張感をもたらしたとも彼女は言います。

「会える時間が限られているから、そういうときはいい自分でありたいって。だから、疲れた彼が楽しく過ごせるように、いつも気にしていました。彼もそれを意識してくれていたと思いますし、仕事の愚痴なんて言わずに、面白い話をしてくれました」

ささやかな幸せ、確立されたサイクルが不意の一撃で打ち砕かれました。

強い腰痛が原因で病院にかかると、骨や肺などにも転移している高度進行乳がんが見つかりました。ステージⅣです。

幸いにして治療が効きやすかったため、年単位で生活して来ることができました。一方で完全に治ることはがんの広がりを見ると望むべくもありません。

彼女は完治を夢みたときもありましたし、実際に治った夢を見たこともあります。それでも無情にも、病気は徐々に進行していきました。

私が彼女と出会ったのはそのようなときでした。透き通るように白い肌、痩せたフェイスライン、手。物憂げな表情と、対照的に光る瞳が特徴的でした。

先生ね、私ずっと苦しみ続けているんです——さらりと彼女は口にしました。瞬間、こみ上げたマグマが炸裂するかのような強い熱を帯びた瞳になりました。「夫を、夫を残して逝かねばならないことです。平均寿命では、女性のほうが十年長く生きますよね？　あの人は、生活力では頼りないところもあるんです。実際私の方が年上ですしね。だから、結婚した頃から、ちゃんとあなたの面倒を見てあげるからって、冗談半分、本気半分で言っていたんです。最後は私が看取ってあげるからねって……」

病気は彼女が郁人さんより先に逝くことを半ば決めてしまいました。当初は、治るかもしれないという淡い期待も彼女の中にはありました。

「人間って弱いのよね。いくら医者の先生から完治はありませんと聞いても、期待してしまうの。夢だったら、とか。朝起きて、やっぱり現実だと気づく。病気が進むたびに、『夫を見届けて、私も死ぬんだ』という私にとって大切なことが失われていってしまうんです」

難題でした。非常に仲がいいお二人です。濃やかな情愛で深く結びついています。情愛以外に、二人を結びつけているものはないとも言えます。

その愛を失う予感を何年も持ち続けていることは、どれだけ負担であり、どれだけの挫折感でしょうか。私には何も言葉がありませんでした。

私に気を遣わせることをよしとしない彼女は、最後は話題を明るく変えようとしました。私もそれに合わせて笑いました。

彼女の病気は進行の一途を辿《たど》りました。次第にがん性リンパ管症という、がんが原因で肺の病気が出る難しい状態になっていきました。呼吸不全が近い将来に彼女の命を奪うと予想されました。

ある朝、私が桑島さんの部屋を訪れると、郁人さんは眠っている優香さんの脇で仁王立ちしていました。彼に促されて部屋から廊下に出ると、彼は充血した目で私を正面から見ました。

「妻と喧嘩しました。喧嘩するくらいなら我慢するのがうちのルールでした。でも、こういう極限状態になると、ルールを守ってばかりもいられません。彼女が言うんです。もう逝かせてくれって。眠らせてくれって……」

郁人さんは「まだ早い」と伝えたそうです。彼女は悲しそうに首を振り、言葉にならない声をあげて、泣きました。郁人さんの胸を叩こうとします。もう振り回す力もないのに、両腕を振って……。「なぜ、わかってくれないの？」と哀しい目で。

「妻が亡くなってゆくことは、仕方ないと思っています」

言葉に僅かな震えを感じて、私は長身の郁人さんを見上げました。泣いている――音もなく一条の痕跡がそこにありました。

「私は最後の一瞬まで大切にしたい。最後の最後まで言葉を交わし、視線を交わし、触れ合いを感じることができる本当に本当の最後まで、私は彼女とそうしたいと思っているんです。でも彼女は『それはあなたの思いよ』って言うんですね。『もう私を自由にして』『私、頑張ったよね？　いい妻であろうとしたよね？　だからもういいよね？』って……。わかるんです、彼女の言うことは。おそらく誰よりもその気持ちをわかってあげられると思います」

私は「最後の瞬間まで」と思い願う郁人さんが決して悪いのではないと伝えました。

彼は続けます。「二人だけの家族です。何でも話し合って、二人三脚でここまでやって来ました。私は半身のような存在が消えてしまうのを全身で感じているんです。まるで引き裂かれたように終わってしまうことは、耐えがたい……」

見ると、郁人さんは笑っていました。悲しい、悲しい、笑いです。私はかける言葉が見つかりませんでした。

春の嵐が吹き荒れた晩の翌朝、まだ湿り気を帯びた大気の中を、今日は暖かくなると予感させる日の光が燦々《さんさん》と輝き、進んでいました。

死期が迫ると、人はいい日と悪い日がはっきりと、しかし交代するかのように訪れることがあります。死の数日前、不思議な元気さを示して、周囲と言葉を交わしたりすることは、長くこの現場にいるとしばしば見かけるものです。今朝の桑島さんもそうでした。

「先生、おはようございます。今日は気持ちがいいです」

眠そうですが、柔らかな笑顔を形作る元気が、その日はありました。

「ずっと夢を見ていたみたいです。昨夜の夢ではありません。人生ってことです……。これまで四十数年の人生がまるで夢だったかのようだってことです。そう、どんな夢だったのだろうって考えていました。楽しい夢？　悲しい夢？　私が見て来たのはどんな夢だったのだろうね？」

私はどう答えていいか、わかりませんでした。

「私は恵まれていたと思います。大切な人と出会って、愛して、悲しみも苦しみも、たくさん経験してきた。でも一つだけ、失敗したことがある。それは、私は夫に依存しすぎていたのかもしれないことです。夫も、そうかもしれない。だから、失うのが苦しい。狂おしいほど苦しい。こんなに私が夫を愛して、夫が私を愛さなければ、夫も私を失うことがあれほど悲しくなくて、私もそれを見て安心して逝けたんだろうなって……」

誰かを大切に思う気持ちは、いつだって依存、依拠することと紙一重です。そこまで深く思わなければ、わからないこともあります。すべての人がわかるわけではないことを、辿り着いたから知ることだってあるでしょう。私はそのことを伝えました。

「私は決意ができました。夫から自由になるんです。私は精一杯やりました。夫を残して逝くことは、不本意です、今だって。でも、そんな気持ちのままでいたら、私は夫の手を放すことができません。私は、夫の手をそっと放す決意ができました。きっと夫も私から自由になってくれると思うから……」

そのとき、郁人さんが部屋に滑り込んできました。優香さんの手を握ると、じっと目を見つめました。二人の息遣いが部屋に伝わります。

「俺たちは自由だよ。誰にも縛られていない。ただ俺たちは、お互いを大切に思って来ただけなんだ。それ以上でも、それ以下でもない。お前は本当によくやってくれた。こんな俺にとって、最高の人だよ。俺にとって……だからもう、何も気にしなくていい、優香の好きに……」

郁人さんが言葉に詰まるたびに、優香さんの瞳から大粒の涙が流れ落ちます。郁人さんは両腕で、優香さんをしっかりと、しかし臨界点ぎりぎり手前の繊細な力で抱きしめたのです。

郁人さんは優香さんの髪に顔をうずめ、もだえるような優香さんを揺るぎなく包みました。次第に、優香さんの律動は収まっていきました。郁人さんの落ち着いた心臓の鼓動に収束するように。

言葉は多くのことを伝えられます。しかし言葉で泣きやむ赤ちゃんはいないように、私たちは言葉以外の多くのものを、身振りや手振りや触れ合うことで伝え合います。

言葉から自由になって、ただ抱きしめ合えば――。抱き合う二人を見て、私は思いました。抱き合っているのに、二人は自由なんだ。

翌日、桑島さんは亡くなりました。

郁人さんは慈しむような顔で感謝の言葉を伝え、一礼しました。私たちも彼に倣いました。


私たちの生は、つながりを作ってゆく生です。

親との絆《きずな》から始まり、友人との絆が、社会や職場の絆が、愛する人や、さらに愛する子や、その他の数多くの絆が生まれ、あるいは歳を重ねるたびにそれを刈り込まざるを得なくなったりすることもあり、長く生きすぎた晩年には多くの絆を失い孤独感を覚えることもあるかもしれません。それでも私たちは誰かとつながっています。

つながりは、しばしば義務感や煩わしさともつながります。時にはがんじがらめになってしまうことも、ひょっとするとあるかもしれません。

けれども、そこから自由になることもまた、きっとできるはず。

逝った方たちはそのことを私たちに指し示してくれるのです。

おわりに

雨　潸々《さんさん》と　この身に落ちて
わずかばかりの運の悪さを　恨んだりして
愛　燦々と　この身に降って
心秘そかな嬉し涙を　流したりして
ああ　過去達は　優しく睫毛に憩う
人生って　不思議なものですね
ああ　未来達は　人待ち顔して微笑む
人生って　嬉しいものですね

散々な状況から自由になり、燦々と輝く気持ちへと。そして自由へ。

三十三編を、皆さんはどのように読んでくださったでしょうか？

私たちは、しばしば袋小路に迷い込みます。そこから身動きできないように感じるのです。

自らの心が、実は心身を縛ってしまっているだけなのかもしれません。手を放してみれば、楽になるのに、自由になるのに。それを知っているはずなのに、それでも私たちはなかなか手放すことができません。

私しかいない、私がやらねば誰がやる——確かにそうです。そうしないと回っていきません。しかしそこからほんの少し、心だけでも自由になることができれば……。

三十三人の先輩たちは、自由になることを考えにくい状況から、少しだけでも自由になってみることを後に続く私たちに伝えました。彼らはそのことの大切さに気づいたのです。

皆さんが、自由になれそうなものは何ですか？　どこからか、自由を始めてみませんか？

この本を作るにあたり、お世話になった幻冬舎の長濱良さん、アップルシード・エージェンシー社の栂井理恵さん、鬼塚忠社長に御礼申し上げます。またこれまで、皆さんにとってかけがえのない大切な時間をともに過ごさせてもらった患者さんやご家族の皆さん、本当にありがとうございました。

そしてこの本を手に取ってくださった皆さん、最後までありがとうございました。

不自由な生活、人生の中で、自由をともに楽しみましょう。

それではまた、いつかどこかで。

編集協力：アップルシード・エージェンシー

JASRAC 出 1704839-403

〈プロフィール〉

大津 秀一（おおつ・しゅういち）

早期緩和ケア大津秀一クリニック院長。茨城県出身。岐阜大学医学部卒業。日本緩和医療学会緩和医療専門医、日本老年医学会専門医、総合内科専門医、日本消化器病学会専門医、がん治療認定医。2006年度笹川医学医療研究財団ホスピス緩和ケアドクター養成コース修了。内科専門研修後、ホスピス・在宅・ホームなど、様々な医療機関で老年医療、緩和ケア及び終末期医療を実践。東邦大学大森病院緩和ケアセンター長を経て、早期緩和ケアの普及・実践のため、2018年8月に遠隔診療を導入した早期緩和ケア（診断時やがん治療中からの緩和ケア及びがんに限らない緩和ケア）外来専業クリニックをさきがけとして設立。著書に『死ぬときに後悔すること25』（新潮文庫）、『傾聴力～相手の心をひらき、信頼を深める』（だいわ文庫）などがある。

死ぬときにはじめて気づく人生で大切なこと33
2017年5月25日　第1刷発行
2024年2月5日　第3刷発行

著　者　大津 秀一
発行人　見城 徹

発行所　株式会社 幻冬舎
〒151-0051　東京都渋谷区千駄ヶ谷4-9-7

電話　03(5411)6211(編集)
03(5411)6222(営業)
公式HP：https://www.gentosha.co.jp/
印刷・製本所　株式会社 光邦

検印廃止

万一、落丁乱丁のある場合は送料小社負担でお取替致します。小社宛にお送り下さい。定価はカバーに表示してあります。

Printed in Japan
ISBN978-4-344-03120-3　C0095

この本に関するご意見・ご感想は、
下記アンケートフォームからお寄せください。
https://www.gentosha.co.jp/e/